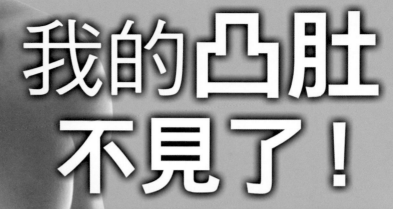

我的凸肚不見了！

植 化 素 新 飲 食
Phytochemicals Slim Diet, PSD

林佳靜
孫崇發
◎著

推薦序一

Food as a toxin（食物如同毒素）

Food as a medicine（食物如同良藥）

我們每天要吃進許多食物，吃對了食物有益健康，如同良藥，吃了不對的食物如同吃進毒素，對我們的身體健康會有極大的負面影響。

植化素是植物的天然化合物，天然的食物色素。6500萬年前恐龍滅絕，哺乳類登上了舞台。人類吃五穀雜糧，各類蔬果，幾千萬年來，植物的植化素與人類交互影響，共同演化。

近代的工業革命，使現代人飲食的內容及型態產生了巨大的改變，事實證明，工業化以後的飲食，使得人類高血壓、高血脂、高血糖及肥胖成為流行。

本書特別用對話的方式，將複雜的生理生化反應、各類植化素及它們對身體產生的影響，用淺顯易懂的語言介紹給讀者。飲食不正常的朋友、潛在三高的朋友、已有三高的朋友、凸肚的朋友，本書可以提供你自然的、符合生理、非藥物的解決方案。

想要維持好身材、保護你的心血管，知識就是力量，趕快翻開本書！

王東生醫師

（學歷：國防醫學院醫學系、美國聖路易大學醫務管理碩士；經歷：台北三軍總醫院醫師、台北榮民總醫院醫師、陸軍804總醫院醫師、羅東聖母醫院醫師、外科專科醫師、神經外科專科醫師、國際重金屬排毒專科醫師、自然醫療醫師、功能醫學醫師）

推薦序二

　　我是個以化學工程為背景的人，「植化素（Phyto-chemicals）」這個名詞是林佳靜教授讓我有機會接觸和認識的。

　　三年前，因為籃球運動，左膝前十字韌帶受傷開刀後運動量驟減，在飲食熱量沒有減少的情形下，讓我成了凸肚男。在某次校內會議中與鄰座的林佳靜教授聊起身材變化的原因，也提到高血脂的問題，林教授立即熱心地介紹我認識植化素這個名詞，同時要我和她約個時間到她的研究室上一個「植化素新飲食」的簡介課程。

　　林佳靜教授的新書《我的凸肚不見了！——植化素新飲食》是一本以植化素為基礎，推廣新的飲食觀念的專業書籍，希望幫助讀者達到最佳健康減肥的成效。

　　這本書共有八個篇章，以問答型式呈現林教授希望推廣的知識及觀念。前面五篇，以循序漸進的方式介紹讀者認識「粗腰凸肚」與年紀增長的關係及原因，並說明「粗腰凸肚」與高血壓、高血脂、高血糖和其他老化疾病的關聯性，再以正確的飲食觀念來闡釋，老化性凸肚是不容易單靠節食或運動就可以消除的；同時以深入淺出的敘述方式說明植化素如何消除高

油、高糖型的凸肚，佐以林教授多年的研究數據做為驗證呈現，並解釋植化素如何達到降低血脂及穩定血糖等清除血液中毒素的功能，還介紹大家認識相關植化素的飲食來源。

第六篇之後開始介紹大家認識「植化素新飲食：4-3-2-1」的新概念，也就是每日要吃4種顏色的蔬果、3種植物性蔬菜、2份不同種類水果及1份優質蛋白質；第七篇介紹天然植物中所含有的植化素的功能；第八篇則列出植化素新飲食的食譜案例分享。

就知識增長而言，除前兩段所述之外，書中還有林佳靜教授針對男、女性的蘋果脂質型、蘋果醣類型、甜甜圈型、西洋梨型及水滴型體質的探討分析，這是一本值得推薦給大家學習新知的書。我以本人近一年來的體驗，分享「植化素新飲食：4-3-2-1」，的確是一個值得推薦的新概念。

吳友平教授

（學歷：美國紐澤西理工學院化工博士，經歷：國立宜蘭大學化學工程與材料工程學系教授、國立宜蘭大學學務長、國立宜蘭大學進修推廣部主任、國立宜蘭大學化學工程與材料工程學系系主任）

推薦序三

改變自己永不嫌晚

　　從小就是胖胖女的我，在中年以後仍然維持比別人大隻的身材，似乎是一件再自然不過的事；切除甲狀腺之後新陳代謝較差，每年稍微再胖一點、有高血壓和高血脂問題似乎也是自然；直到2014年醫生建議我考慮開始控制血糖，這當頭棒喝讓我開始思考如何改善健康狀態。

　　認識佳靜超過30年、當了12年的同學，以前對她的關心和減重忠告卻也常是隨便聽聽；2014年底佳靜來訪，聽她說明剛上市的植化素產品的生理及機制功能，包括：提高新陳代謝、清除血管毒素、協助減少內臟脂肪等，我心裡只想著這句話：「這好像是我親愛的同學為我量身訂做的產品」，讓我下定決心改變自己，試試植化素新飲食搭配飲食控制和運動。

　　2015年春節過後，我開始執行植化素新飲食，將每天熱量控制在1200～1500大卡、三餐搭配植化素、走路8000～10000步。很快地，我的體重、體脂肪、內臟脂肪都開始下降，血糖值很穩定；半年後血壓恢復正常值，和醫生討論後不再需要服

用高血壓藥。兩年來，體重減少20公斤、體脂肪率減少11%、內臟脂肪減少3.5%、腰圍減少9吋，彷彿回到25年前的我；最重要的是，我由一個走路很慢、爬樓梯會喘、身體狀況很差的人，搖身一變成為一個走路輕盈、神清氣爽的人。佳靜曾說，她如果早一點成功研發植化素，我就可以少受一些苦；但是，我很感恩、真的感謝在還來得及時，能有佳靜的植化素讓我在中年過後、身體代謝機能很差的情形下，可以不需要很辛苦的就減掉25年來增加的脂肪，回復身體活力。

　　佳靜是個非常聰明、很有才華的人，也是我的好姊妹，她研發植化素新飲食的目的是為了她身邊眾多好朋友們的健康，許多人也因為看到我的改變而問我應該如何做，這本書中有我改變的答案，也希望這本書能幫助更多人找回健康及生活品質。

　　誠摯推薦這本書。

林美貞　2017年2月28日

（學歷：英國雷丁大學食品博士；經歷：國立屏東科技大學專任副教授、系主任、副教務長、教學資源中心主任、進修教育組組長，百威博士生醫研發團隊顧問、乳品加工及乳酸菌學家）

作者序一

　　從事抗老化生技領域的研究已有20多年，但對於身邊親朋好友的病痛卻常感無力與無奈，感慨目前的醫藥仍然無法有效地根治多種疾病，許多藥物僅僅「治標不治本」，或甚至有不良的副作用。然而，綜觀現代人的老化慢性疾病，以凸肚肥胖為主要的誘因。所以希望藉由出版這本書來教育民眾，如何能進行一場有效而健康的植化素新飲食。

　　現代年輕人的飲食，多半喜歡油炸類、甜食與飲料，因而造成肥胖，進而影響身材外觀，容易受到社會排擠而產生自卑心理，再加上代謝症候群提早上身，所以減肥成了人人一生追求的志業。

　　想減重固然很好，但若方法不得當，例如：隨意亂吃減肥藥物，容易造成肝腎衰竭、暈眩休克、精神恍惚；若是節食不吃，體重是可以快速下降，但是器官細胞也會急速老化凋亡，損失難以彌補；若是僅靠運動來減重，效果似乎也不彰，因為一般人的意志力薄弱，多數人難以戰勝強烈的饑餓感而選擇放棄，甚至造成體脂加重的復胖現象。

　　至於上了年紀的人，由於基礎代謝速率變得緩慢，活動量降低，又加上美食不忌口、應酬喝酒，要控制體重自是相當不

易，日積月累就造成了粗腰凸肚，三高的代謝症候群也就自然而然上身了。

我們經過研究證實，只要能執行植化素新飲食消除凸肚後，代謝症候群及其他相關性老化疾病就會不藥而癒了，當然就容易達到延緩老化的目的。

美麗窈窕、健康長壽人人都想要，於是減肥成了現代人重要的必修課題。而減肥的目的是要減掉多餘的內臟脂肪，並非是減掉肌肉，所以減肥應注重的是到底減了多少腰圍，而不是減了幾公斤體重。

為了要讓廣大的讀者能夠針對個人的新陳代謝體質進行調理，清除血液毒素、降三高、消凸肚，達到最有效的健康減肥成果，我大力推廣植化素新飲食，希望幫助讀者藉由改變飲食的方式來激活長壽基因的表現，進而達到減肥養生的目的。

林佳靜

作者序二

人人體重管理基金會花了將近三年的時間，針對國人的肥胖體型做了調查分析（OBG檢測），收集了1萬多筆的資料，從這些資料分析中，發現男性過了35歲腰圍開始變大，這可能與社交生活習慣有關（職場）；女性則在45歲以後腰圍開始變粗，而這可能與更年期荷爾蒙分泌有關。

腰圍變粗變大，都不是好現象。根據醫學研究指出，腰圍變大，若是由於內臟脂肪的堆積，將容易引起身體慢性發炎，導致三高疾病（高血壓、高血糖、高血脂）上身。現代人的飲食生活習慣偏向高糖、高油，很容易就會引起肥胖和身體慢性發炎；換句話說，過度的營養不均衡可說是現代人的通病，亦是引起三高疾病的根源。

我在醫學院畢業後，從事健康產業經營已經有30多年了，深深覺得：以前的人沒飯吃，不注重營養；現代的人物資充裕，卻不懂得營養。過猶不及，現代人拼命吃，食品隨手可得，給身體累積了很多毒素，這些都是癌症、三高和慢性疾病的起因。排除毒素是身體刻不容緩的工作，但現代人身體本身排毒的機能，已經疲於應付這些日積月累的毒素。

近年來科學研究發現，自然界提供的「植化素」被認定為

是第七營養素，只要多攝取，就能協助人體清除自由基、解除慢性發炎、修護細胞膜、軟化血管，是不可多得的大地瑰寶，還能提供我們緩解三高所帶來的中風、失智、糖尿病、洗腎和癌症等等。

　　從基金會調查分析的肥胖族群中，我們也驗證「植化素」對降三高、消凸肚、柔軟血管、降火氣有非常正向的作用。因此，著作此書為大家介紹正確的養生方法並進行公益推廣，正是基金會設立的宗旨：學習新知、預防保健、造福民眾、推廣身心靈健康，念天地之悠悠，期國泰而民康。

孫崇發

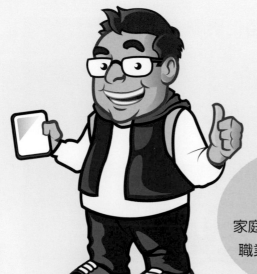

凸肚一哥

年齡：35歲

家庭狀況：已婚，生子

職業：FB美食評論家

　　具有專業魅力，口才及賺錢能力一流，可惜現在因為凸肚降低了帥氣。以前年輕時身材好，擁有一些女性粉絲，人稱「帥氣一哥」。婚後逐漸「中廣」，肚子愈來愈凸，粉絲愈來愈少。有些擔心會得脂肪肝及中風，彎腰穿鞋時有些困難，仍然想要捉住青春的尾巴。

　　常常想要消除凸肚，找回粉絲們的青睞，但是饑餓感來時就放棄減肥，正在諮詢專家解救凸肚，希望恢復「帥氣一哥」的風采。

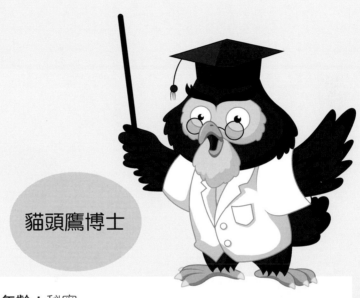

貓頭鷹博士

年齡：秘密

學歷：博士

使命：敬天愛人、精進研發、抗老醫學、預防保健

團隊：一群博士專家

理念：崇尚天然與時尚，注重安全與健康，追求生
活的品質與品味，造福人群、創造幸福

第 一 篇

粗腰凸肚
是老化性肥胖體質
的指標

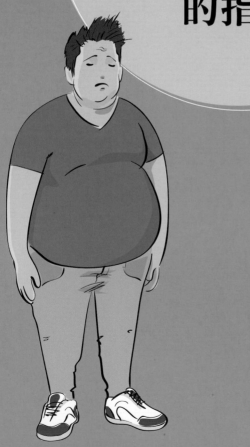

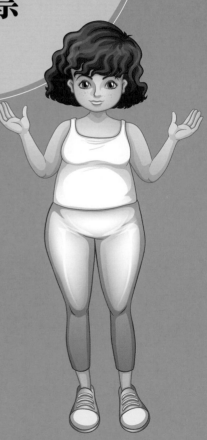

凸肚一哥：

請問貓頭鷹博士，過了35歲之後肚子開始變凸了，這是為啥？

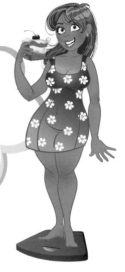

已經被老婆嫌我的肚子了，其實她的腰圍也變粗了，我沒嫌她，她還笑我？

其實無所謂吧！都老夫老妻了。但是，最近愈來愈少人叫我帥哥了，竟然還有人叫我凸肚一哥，好悶哦……。

貓頭鷹博士：

　　哺乳動物到了老化年齡，脂肪會逐漸累積在肚子，是自然現象。人就像小鼠一樣，年齡大時吃進飼料的量與年齡輕時吃的量相同，但是因為身體細胞機器老舊，工作速度變得緩慢，所以不需要太多能量來進行工作，基礎代謝率是隨著年齡增加而自然遞減。

　　因此，年齡愈高，吃下肚的食物多數會轉變成為油滴，儲存在脂肪細胞裡面，成了廚餘桶，尤其內臟脂肪是主要的油脂廚餘桶。

　　廚餘太多了，就會產生惡臭及毒素，當然身體就會開始發炎，器官就會加速老化，於是高血壓、高血脂、高血糖的三高症狀就產生了，這就是所謂的新陳代謝疾病。

　　所以到了中年，肚子累積愈來愈多的脂肪，內臟脂肪增加超過臨界值，就變成了老化性凸肚。哺乳動物都一樣，連實驗用的小老鼠都是。每隻老齡鼠的肚子都是圓滾滾的，還以為是懷孕的母鼠呢，好像快要生了，但是仔細一看，卻是公鼠耶！肚子裡面都是油脂，像是懷胎足月的母鼠，連專家老手都可能眼花誤判哦！

　　所以，要觀察老化性肥胖體質，就是以粗腰凸肚為主要的指標。凸肚減下來，新陳代謝速率就會提升，老化性體質就可以逆轉恢復成為年輕化體質哦！

 凸肚一哥：

　　針對國人的老化體質與粗腰凸肚的相關性，是否有科學的統計數據呢？

 貓頭鷹博士：

　　有的，人人體重管理基金會（LEARN weight management foundation）於2015～2016年以問卷調查了將近1萬個居住在

台灣地區的民眾，針對不同年齡進行體質檢測，確實印證了內臟脂肪及腰圍是隨著年齡老化而遞增，並且身體的體表型態與生理表現，會因為老化性肥胖而改變了生理現象，包括：內臟的脂肪含量增加、腰圍變粗、三高症狀、腦部退化、心血管等疾病，這些生理的改變，我們稱為老化性肥胖體質（Aging Obesity Phenotype）。老化性肥胖體質出現最明顯的生理特徵就是內臟脂肪率偏高，如果由體型外觀目測，就是粗腰凸肚。

根據人人體重管理基金會2016年的發表成果，以1萬多名台灣地區居民的問卷測試統計出：男性平均過了35歲，有90%的比例是內臟脂肪超標（≧8）；女性則是平均過了45歲，有80%的比例是內臟脂肪率超標（≧6）。人人體重管理基金會測量腰圍與內臟脂肪率，由統計數據證實：腰圍與內臟脂肪率確實呈現正相關，而內臟脂肪率超過10%時，罹患三高的機率大大增加4～9倍。

行政院國健署也指出，代謝症候群與腰圍、心血管疾病均有關，資料顯示：中年男性腰圍超標且BMI指數顯示肥胖者，比腰圍正常且BMI指數為正常者，罹患代謝症候群的比例高3.7倍。而罹患代謝症候群者，未來發生糖尿病機率比一般人高6倍、高血壓高4倍、高血脂高3倍，心臟病及腦中風高2倍。

醫界也已發現，如果中圍凸肚肥胖、血中三酸甘油酯

（TG）偏高、血中高密度脂蛋白膽固醇（HDL-C）偏低、血壓偏高、空腹血糖偏高等五項指標中，若包含三項或三項以上者，即認定為代謝症候群，有其中任一項者則為代謝症候群高危險群，此時就需特別注意，表示健康已亮紅燈。因為這些危險因子與台灣十大死因榜中的腦血管疾病、心臟病、糖尿病、高血壓性等疾病密切相關。

參考世界衛生組織建議指標

成年人	男性	女性
標準BMI	18.5≦BMI＜24 過重：24≦BMI＜27	
肥胖值	輕度肥胖：27≦BMI＜30 中度肥胖：30≦BMI＜35 重度肥胖：BMI≧35	
標準體脂率	14～20%	17～24%
肥胖值	>25%	>30%
標準內臟脂肪率	4～6	2～4

數值到8以上多數有脂肪肝，數值到10以上罹患糖尿病（為一般人的7～9倍）、心肌梗塞、高血壓、中風（致死率高達3倍）、動脈硬化、心臟病等代謝性疾病的機率大增。

肥胖腰圍	≧35.5吋（90cm）	≧31.5吋（80cm）

凸肚一哥：

哇，看起來男性與女性的五種凸肚體型分布不一樣耶！女性好像隨著年齡增加，皮下脂肪變少，但是肚子卻變凸了，尤其是過了45歲，這是什麼原因呢？

 貓頭鷹博士：

沒錯，你看出來了！

女性因為雌激素的緣故，容易在皮下堆積脂肪，所以形成的肥胖體型主要是皮下脂肪多的西洋梨（下半身皮下脂肪多，臀部與大腿較壯碩）與水滴型（皮下脂肪與內臟脂肪分布雖然均勻，一旦不運動，肌肉變成鬆軟，就容易下肢水腫）。然而，全身脂肪最多的甜甜圈鬆軟型（皮下脂肪與內臟脂肪皆多，肌肉鬆軟無力，像米其林寶寶），在年輕女性最少，但過了45歲，全身胖胖的甜甜圈鬆軟型就急速爬升，取代了一部分的水滴型，而凸肚的蘋果中廣體型，也快速取代了另一部分的西洋梨型。

依人口統計圖表看起來，女性的中廣體型變多數，在45歲是分水嶺。

女性在45歲以前，佔人口比例最多的是西洋梨型與水滴型，過了45歲，西洋梨型逐漸轉變成為蘋果脂質型（吃太多油

脂造成的凸肚）；而水滴型逐漸轉變成為蘋果醣類型（吃太多碳水化合物造成的凸肚）與甜甜圈型。女性確實會隨著年齡增加，而皮下脂肪變少，但是肚子的脂肪卻變多了。所以，年輕女孩擁有的24吋小蠻腰，到了45歲以後就變粗了很多，原因在於：45歲是女性逐步進入更年期的分水嶺，此時，女性卵巢功能急遽下降，導致雌激素分泌不足，影響代謝與脂肪的分布，趨向於中性，因而將皮下脂肪轉而堆積在內臟脂肪，就形成了粗腰凸肚的體型。

人人體重管理基金會2016年的統計成果

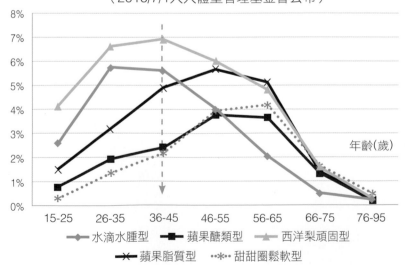

女性五種體型人口比例的年齡分布圖
（2016/7/1人人體重管理基金會公布）

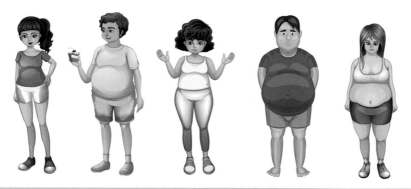

人人體重管理基金會2016年的統計成果

女性五種體質之內臟脂肪率

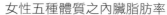

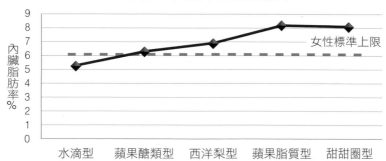

水滴型　蘋果醣類型　西洋梨型　蘋果脂質型　甜甜圈型

人人體重管理基金會2016年的統計成果

女性五種體質之腰圍

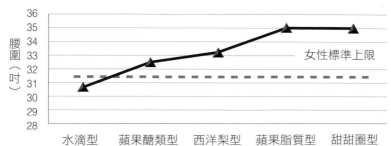

水滴型　蘋果醣類型　西洋梨型　蘋果脂質型　甜甜圈型

依照世界衛生組織（WHO）的統計：女性的腰圍超過31.5吋代表凸肚肥胖；而人人體重管理基金會2016年發表的統計成果顯示：過了45歲，有近80%的女性腰圍超過31.5吋（80公分），尤其是蘋果脂質型與甜甜圈型，平均達35吋，確實是超過太多了。

由人人體重管理基金會2016年發表的統計成果顯示出：女性的內臟脂肪率確實與腰圍呈現正相關性，可以依腰圍來進行簡易評估女性的內臟脂肪率。

女性內臟脂肪率最標準是維持在2～4，但九成台灣女性超過6以上，顯示攝取的熱量偏高，尤其是蘋果脂質型與甜甜圈型的平均內臟脂肪率最高，平均達到8以上。根據醫學報導：若數值達到10以上，則為形成三高的高度風險值，而且罹患糖尿病是一般人的7～9倍，罹患心肌梗塞、中風之致死率亦較一般人高3倍。

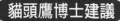

貓頭鷹博士建議

年長的女性，內臟脂肪不要超過6，才能夠預防疾病，延緩更年期老化的發生，長保青春健康。

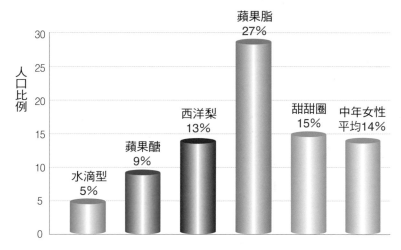

人人體重管理基金會2016年的統計成果

35～55歲中年女性內臟脂肪超高標≧10的人口比例

內臟脂肪≧10（女性標準2～4）

以年齡層來說，35～55歲的中年人凸肚，又比其他年齡層更危險。因為當內臟脂肪超過10以上，在10年後罹患失智症的風險比其他年齡層高3倍以上，而台灣的中年女性，平均有14％超過10以上，看到這個超高標的比例，真的需要大家重視粗腰凸肚所帶來的嚴重後遺症了！

但是，中年男性的內臟脂肪超高標（≧10）以上的人口，竟然達到81％，是中年女性超高標的5.8倍。男士們，為了健康，要更重視減腰圍了！

凸肚一哥：

男性與女性的體質與體型真的不一樣，男性一到了中年，九成以上都是中廣耶！是不是中年男性比女性更容易得到「三高」呢？

 貓頭鷹博士：

男性得到三高的年齡較女性來得低。我們來看男性的新陳代謝體質，與女性有很大的差異性，男性過了35歲就開始變成「中廣」了，所以罹患三高的機率也比女性更加提早哦！

男性因為雄性素的緣故，容易在內臟堆積脂肪，所以形成的體型主要是蘋果狀的中廣體型，皮下脂肪多的西洋梨、甜甜圈鬆軟型、水滴水腫型反而就少了很多。男性的皮下脂肪天生就比女人少很多，一旦老化，雄性素逐漸下降，肌肉逐漸變少，多餘的熱量就逐漸堆積在內臟脂肪中，當然就形成粗腰凸肚了。

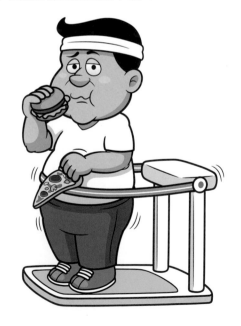

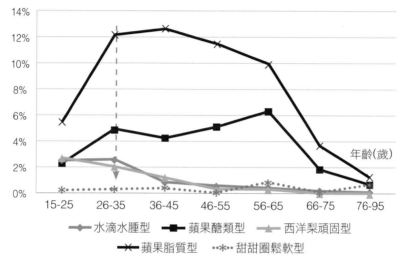

人人體重管理基金會2016年的統計成果

男性五種體型人口比例的年齡分布圖
（2016/7/1人人體重管理基金會公布）

年齡(歲)

15-25　26-35　36-45　46-55　56-65　66-75　76-95

◆ 水滴水腫型　　■ 蘋果醣類型　　▲ 西洋梨頑固型

✕ 蘋果脂質型　　✲ 甜甜圈鬆軟型

　　依照世界衛生組織的統計：男性的腰圍超過35.5吋代表凸肚肥胖。而人人體重管理基金會2016年發表的統計成果顯示：男性過了35歲，約有90% 的人腰圍超過35.5吋（90公分），尤其是蘋果脂質型與甜甜圈型，平均達38吋。

　　由人人體重管理基金會2016年發表的統計成果顯示出：男性的內臟脂肪率確實與腰圍呈現正相關性，可以依腰圍來進行簡易評估男性的內臟脂肪率，所以通常粗腰凸肚的人，他的內臟脂肪就多。

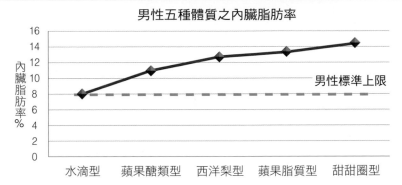

人人體重管理基金會2016年的統計成果

男性五種體質之內臟脂肪率

內臟脂肪率%

男性標準上限

水滴型　蘋果醣類型　西洋梨型　蘋果脂質型　甜甜圈型

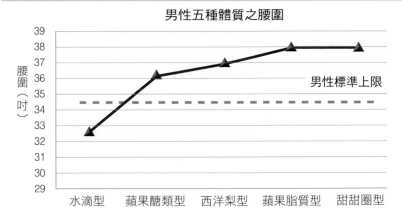

人人體重管理基金會2016年的統計成果

男性五種體質之腰圍

腰圍（吋）

男性標準上限

水滴型　蘋果醣類型　西洋梨型　蘋果脂質型　甜甜圈型

　　世界衛生組織訂定的男性內臟脂肪率標準是4～6，但台灣男性有九成超過8以上，顯示熱量過剩。除了水滴型平均是8之外，其他體質的平均內臟脂肪率都達到10以上，已經達到三高的高度風險值。

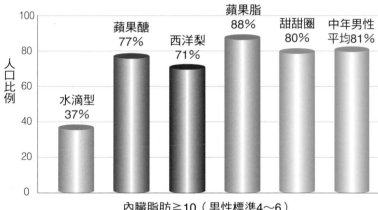

貓頭鷹博士建議

年長的男性，內臟脂肪維持在8以下，比較能夠保住青春健康，延緩老化。

人人體重管理基金會2016年的統計成果

35～55歲中年男性內臟脂肪超高標≧10的人口比例

人口比例

水滴型
37%

蘋果醣
77%

西洋梨
71%

蘋果脂
88%

甜甜圈
80%

中年男性
平均81%

內臟脂肪≧10（男性標準4～6）

　　台灣地區35～55歲的中年男性，內臟脂肪超過10 以上者竟然佔了80 ％以上的高比例，是中年女性平均人口14 ％的5.8倍。在10年後，可是罹患糖尿病、心肌梗塞、高血壓、中風、動脈硬化、心臟病、中風及失智症風險較一般人高出3倍的族群啊！

　　太可怕了，所以，男性在35歲以後就要更加努力地減少腰圍，對抗三高了！

凸肚一哥：

請問內臟脂肪、皮下脂肪、體脂率三種數據，哪一種與三高最有關聯呢？

 貓頭鷹博士：

內臟脂肪與三高最有關聯，而內臟脂肪率超標，通常呈現的體型就是粗腰凸肚。

內臟脂肪指的就是存在於腹腔內的脂肪，主要分佈在肝、胰、胃、腸道等器官的周圍和內部，從外觀看，就是凸肚肥胖。而體脂率是指全身性的脂肪，包含了皮下脂肪與內臟脂肪，雖然皮下脂肪比起內臟脂肪較不易燃燒分解，但是女性天生體質就比男性擁有更多的皮下脂肪，卻較不影響老化的慢性疾病發生。

內臟脂肪超標的人，罹患糖尿病為一般人的7～9倍，罹患心肌梗塞、高血壓、中風等的致死率為一般人的3倍，罹患動脈硬化、心臟病等各種代謝性疾病的機率也大增。雖然全世界認定BMI值在30以上為肥胖（obesity），但是有些體質的BMI值在23～26，而內臟脂肪率卻超標，所以只看BMI值來評估三高風險並不十分準確，因為BMI值超標有可能是肌肉多、個子矮造成的，而不是內臟脂肪過多。

　　而測量體脂率，是包括
皮下脂肪與內臟脂肪的總
量。因為皮下脂肪對發炎激
素分泌的影響較小，但內臟
脂肪卻會分泌大量的發炎激
素，造成心血管老化，進而
引發三高。所以只看體脂率
來評估三高風險也不十分準
確，應該要更加重視內臟脂
肪率的檢測。

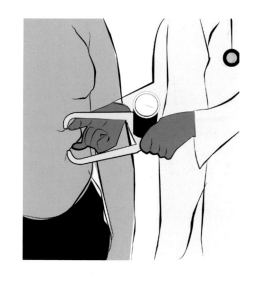

　　由於內臟脂肪是白色脂肪細胞，當油滴變得太大時，會分
泌大量的前發炎激素（Pro-inflammatory cytokines），因而
造成血管的慢性發炎，逐漸形成三高，進而演變成攸關性命的
老化性疾病。相對的，內臟脂肪高，肌肉量就少，肌耐力就不
足，基礎代謝率就會偏低，這正是快速老化的體質。

　　因此，建議讀者們以內臟脂肪來評估三高風險值最為準
確。女性的內臟脂肪維持在6以下，男性維持在8以下，就可以
遠離三高與老化。

　　男士、女士們，保持肚子平坦，才能維持美麗、英俊、長
壽哦！

凸肚一哥：

博士，我不知道自己是屬於哪一種新陳代謝體質，需要注意哪些保養？請問有統計數據可以參考嗎？

 貓頭鷹博士：

我們是根據幾種能量代謝基因群的不同生理功能來判定，當新陳代謝基因群表現弱化的時候，會出現不同的生理現象及體表形態，主要歸類為五種新陳代謝體質：水滴水腫型、蘋果醣類型、西洋梨頑固型、蘋果脂質型、甜甜圈鬆軟型。以下是人人體重管理基金會根據1萬多名台灣居民的問卷測試，進行五種新陳代謝體質的科學統計分析，你可以參考，然後評估看看自己屬於哪一種體質。

新陳代謝體質-1　　　　水滴型

1. 缺乏運動時，胃腹部容易脂肪鬆軟，容易頻尿、大便較稀軟。
2. 有氧運動可以強化PPARs基因，加速水份排除。
3. 吃太鹹時，容易下肢及眼袋浮腫，水份滯留體內，流汗較少。
4. 一旦鈉離子與糖份攝取過多，凸肚快速形成。
5. 當內臟脂肪≧10時，PPARs基因弱化+凸肚肥胖+嗜吃甜食及鹽分，容易罹患三高中的二高。脂肪容易轉而堆積在內臟區，轉成蘋果醣類型；更嚴重者，甚至手臂、頸肩、下巴等全身性轉成甜甜圈鬆軟型體質。

較易弱化的基因群	能量代謝啟動基因（PPARs）	
依性別分開統計以下數值	男性	女性
人數百分比	8%	21%
BMI值	20～28（平均23.5）	19～26（平均22.8）
體脂率	15～27（平均21）	25～38（平均31.5）
內臟脂肪率	3～13（平均8）	2～9（平均5.3）
腰圍	28～37（平均32.6）	27～35（平均30.7）

新陳代謝體質-2	蘋果醣類型
	1.不運動時，臉色較為淡白，肌肉容易鬆軟。 2.不運動時，容易堆積腹部內臟脂肪。 3.常常久坐，水份滯留不暢通，血液循環不佳。 4.嗜吃甜食、飲料、糕點、巧克力，或飲酒。 5.有氧運動可以強化ADRB2基因，加速凸肚脂肪燃燒；無氧運動可以加強肌耐力。 6.喝酒與糖份攝取過多時，凸肚快速形成。 7.當內臟脂肪≧10時，ADRB2基因弱化+凸肚肥胖+嗜吃甜食，容易罹患三高中的二高，是糖尿病、中風、慢性腎臟病的高風險群。

較易弱化的基因群	內臟脂肪細胞膜腎上腺素受體基因（ADRB2）	
依性別分開統計以下數值	男性	女性
人數百分比	26 %	14 %
BMI值	21～31（平均26.2）	20～28（平均24.1）
體脂率	18～32（平均25.1）	28～40（平均33.4）
內臟脂肪率	8～17（平均12.6）	3～10（平均6.3）
腰圍	30～43（平均36.9）	28～37（平均32.2）

新陳代謝體質-3

西洋梨型

1. 當體重適中時，女性腰細、臀大，腰線明顯。
2. 大腿與臀部容易堆積皮下脂肪。
3. 當過度肥胖時，皮下脂肪容易轉而堆積在內臟區，轉變成蘋果脂質型體質。
4. 有氧運動可以強化粒線體UCPs基因。
5. 有氧運動之後搭配無氧運動，身體持續代謝乳酸，有助於大腿及臀部的皮下脂肪燃燒。
6. 當內臟脂肪≧10時，UCPs粒線體基因弱化+凸肚肥胖+糖尿病+更年期，容易罹患三高中的二高，是中風、失智症的高風險群。

較易弱化的基因群	粒線體基因（UCPs）	
依性別分開統計以下數值	**男性**	**女性**
人數百分比	7%	30%
BMI值	22～34（平均27.8）	20～31（平均25.4）
體脂率	19～33（平均25.8）	30～42（平均35.8）
內臟脂肪率	6～16（平均11.0）	4～10（平均6.9）
腰圍	31～42（平均36.2）	24～42（平均33.2）

新陳代謝體質-4	蘋果脂質型

1. 平時臉色潮紅，血壓偏高。
2. 嗜吃油炸、肉類、重口味，容易堆積腹部內臟脂肪。
3. 熬夜時眼睛容易疲勞，佈滿血絲，容易高血壓。
4. 有氧運動可以強化ADRB3基因，加速凸肚脂肪燃燒；無氧運動加強肌耐力。
5. 一旦吃下酒菜或宵夜時，凸肚快速形成。
6. 當內臟脂肪≧10時，ADRB3基因弱化+凸肚肥胖+嗜吃油炸肉類，是罹患糖尿病、動脈硬化、心肌梗塞、高血壓、心臟病、中風、失智症的高風險群。

較易弱化的基因群	內臟脂肪細胞膜腎上腺素受體基因（ADRB3）	
依性別分開統計以下數值	男性	女性
人數百分比	57 %	22 %
BMI值	23～33（平均28）	22～32（平均27）
體脂率	21～33（平均26.7）	30～45（平均37.4）
內臟脂肪率	9～18（平均13.7）	5～12（平均8.2）
腰圍	33～43（平均38）	30～40（平均35）

新陳代謝體質-5　　　甜甜圈鬆軟型

1. 嗜吃甜食、餅乾、冰飲、肉類，且愈吃愈餓。
2. 當水滴型水腫嚴重時，或蘋果醣類型內臟脂肪堆積嚴重時，逐漸轉變形成全身脂肪鬆軟的甜甜圈。
3. 由於抑制脂肪合成的基因表現量下降，所以脂肪合成速度極快，不易減肥，容易復胖。
4. 甲狀腺容易出問題，子宮肌瘤、卵巢囊腫機率高，內分泌異常的肥胖體質，減肥的最高難度。
5. 多數內臟脂肪≧10，GNBs基因弱化+凸肚肥胖+嗜吃甜食及肉類，是罹患糖尿病、動脈硬化、心肌梗塞、高血壓、心臟病、中風、慢性腎臟病的高風險群。

較易弱化的基因群	抑制脂肪合成基因（GNBs）	
依性別分開統計以下數值	**男性**	**女性**
人數百分比	3%	14%
BMI值	24～32（平均28）	22～31（平均27）
體脂率	20～35（平均28）	32～44（平均38）
內臟脂肪率	10～19（平均14.4）	6～11（平均8.1）
腰圍	34～42（平均38）	31～39（平均35）

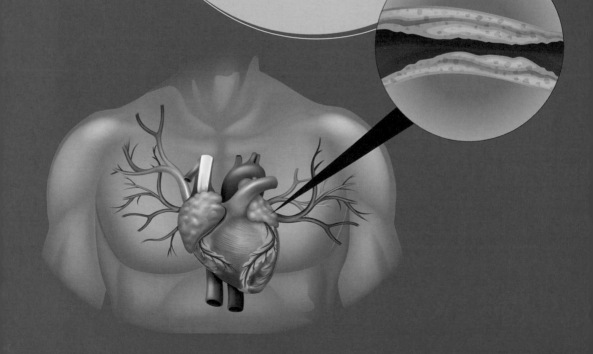

第 二 篇

粗腰凸肚易形成三高、加速老化及降低雄風

凸肚一哥：

粗腰凸肚會加速身體老化嗎？會影響健康及壽命嗎？

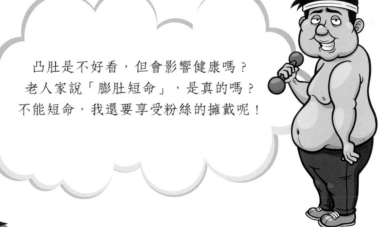

凸肚是不好看，但會影響健康嗎？
老人家說「膨肚短命」，是真的嗎？
不能短命，我還要享受粉絲的擁戴呢！

 貓頭鷹博士：

　　人體的細胞機器工作效率達到最鼎盛的時期是25歲，過了25歲就開始逐漸老化。男人到了35歲，凸肚形成，開始出現三高：高血脂、高血壓、高血糖，以及脂肪肝等症狀；女人到了45歲，因為卵巢機能衰退，新陳代謝體質出現了轉變，加速老化現象，包括：粗腰凸肚、三高、脂肪肝、老花眼、皮膚下垂、黑斑、白頭髮、胸部下垂……，到了65歲更是急劇衰老，有的人出現失智症、顫抖、糖尿病、中風、癌症、老人斑等

疾病，這些都屬於老化性疾病。許多研究也證實：內臟脂肪超標引起的慢性發炎與這些老化性疾病的形成，具有高度的正相關。

到了中年，脂肪主要儲存在胃、腸繫膜的內臟脂肪組織，當累積太多內臟脂肪時，就形成了粗腰凸肚，甚至跑到肝臟細胞內儲存，形成脂肪肝。不論男、女，皆以中廣的蘋果型及全身肥胖的甜甜圈型為最嚴重的老化性肥胖體質。因為，當脂肪細胞內儲存的油滴太大時，擠塞了細胞內重要的胞器，使得正常的工作無法順利進行，因此內臟脂肪細胞釋放出發炎激素的訊號到血液中，告訴身體的免疫細胞要出動來解救了。

但是血液中長期出現發炎激素也並非好事，因為發炎激素啟動了免疫細胞大隊，而免疫細胞並無法判斷是誰入侵了，也就是敵人是誰？因此拿著刀槍到處殺戮，不分敵我，砍傷身體細胞無數，當然也包括了心臟、血管、腦、肝、腎、胰臟等等。所以，粗腰凸肚所引起的慢性發炎是器官老化的隱形殺手。

當內臟脂肪太多時，所產生的發炎激素會加強血脂及血糖轉變成自由基毒素，例如：脂化自由基、糖化自由基，它們就像一把沒有刀鞘的劍，尖銳無比，所到之處，砍傷無數血管及各種組織細胞，使得血管壁傷痕累累。

　　當血管壁傷痕累累時，就會加速血管壁老化，當血管失去彈性後，就容易形成高血壓，繼之心臟負荷變大，逐漸變得衰弱無力。且當血管壁的平滑面被砍傷形成凹凹凸凸的坑疤之後，就容易卡住粥狀黏稠物，而加速動脈粥狀硬化產生。

　　當自由基毒素砍傷了胰臟細胞，就會加速胰臟老化，造成胰島素分泌不足，逐漸形成第一型糖尿病，也容易造成胰島素接受體的老化，導致無法有效接收到胰島素的訊號，因此無法將血糖順利送到細胞裡面，就形成了第二型糖尿病。

　　當自由基毒素砍傷了肝臟，肝臟代謝的功能變差了，無法有效的代謝脂肪，因此就會不正常的堆積油滴，形成了脂肪肝。其實肝臟的再生能力非常好，是可以自體修復的，但如果長期不改善，終究會走到肝臟纖維化一途。

　　自由基毒素也會加速細胞膜上的鐵門（接受體）老化生鏽，尤其是讓血脂或血糖進入細胞的鐵門產生了鏽化現象。鐵門打不開，使得血脂或血糖無法正常進入細胞內被代謝掉，就會滯留在血管內，形成高血脂或高血糖。嚴重時還會不正常的沉積到心臟血管區或腦部區，使得血管內壁沈積過多粥狀硬化，導致血管的管徑趨於狹窄，阻塞血液流通，而造成心肌梗塞或腦中風。

　　所以，凸肚容易造成三高：高血壓、高血脂、高血糖，並

形成糖尿病、中風、癌症、心臟病、血管動脈粥狀硬化、腦部退化性疾病等病症，這可是加速老化的大兇手！

　　凸肚的壞處多多，雖然內臟脂肪是保護內臟器官的重要緩衝物，但是為了健康，避免產生發炎激素，要嚴格把關內臟脂肪，女性的內臟脂肪應維持在6以下，男性應維持在8以下，就可以遠離三高與老化。少一吋腰圍，可以多活三年哦！所以抗老化的關鍵第一步，就是積極對抗粗腰凸肚！

 凸肚一哥：

　　這也未免太恐怖了吧！只不過是多個小肚子，結果竟然會加速身體的老化。如果一個瘦子，四肢瘦瘦的，BMI值（體重公斤/身高公尺^2）也在標準值之內，但是卻挺個小凸肚，這樣是否也會造成三高？

　　我說的「三高」，是指高血壓、高血糖、高血脂，可不是指學歷高、身材高、薪水高哦，雖然我有後面這個三高，哈哈哈！

> 　　其實是指我自己啦！我又不胖，只不過肚子有些鼓鼓的，仍然很帥氣啊！博士講得這樣危險，是否太誇張了？真不爽！

貓頭鷹博士：

這個問題很好！

瘦子的BMI值標準，只能說是體重與身高比例適中，不代表內臟脂肪沒有太高哦！因為體重包含了肌肉、體脂肪與骨架，所以身體的肌肉量少，但內臟脂肪多，加總體重是適中，但是卻有了凸肚。既然有了凸肚，就會有三高及脂肪肝的危險性。

瘦子有可能是肌肉量少，但內臟脂肪含量高，這也一樣不健康。其實，男性在35歲之後，內臟脂肪超標（≧8）的人口就已經占了90%，其中當然也包括了BMI值為標準的瘦子，但這些人卻可能有脂肪肝及三高的症狀。

因為瘦子的凸肚脂肪一樣會分泌發炎激素，當發炎激素釋放到血液中，一樣會加速血管壁老化，而形成高血壓，也一樣會造成高血脂、糖尿病、脂肪肝等。雖然瘦子多數比胖子健康，但如果內臟脂肪高，也同樣會加速老化性疾病的發生哦！因此，瘦子一樣要重視凸肚的問題。

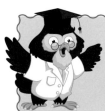

貓頭鷹博士信箱：ps.powerstem@gmail.com
人人體重管理基金會信箱：learnlearn2005@gmail.com
歡迎來信詢問哦！

凸肚一哥：

我聽說粗腰凸肚會影響性功能，使生殖器變小，雄風不再，是真的嗎？

凸肚容易得三高，但這我比較不擔心啦，因為目前測量還正常。
我比較擔心的是外表！
其實更擔心的是雄風不再，不好意思問啦！

 貓頭鷹博士：

這個問題更好，因為很多男士都難以啟齒。

男子的體重每增加5公斤，生殖器就會縮短1厘米（mm），這會影響雄風哦！因為外生殖器被厚厚的脂肪包埋住，所以變短了，且由此造成的心理陰影，可能更加妨礙性生活。

當外生殖器包裹上一層厚厚的脂肪時，不僅散熱慢，再加上胖大腿走路時常常會摩擦生熱，因而導致睪丸長期處在較高的溫度下，便會降低生精作用，所以精蟲數會變得稀少，且大腿內側也容易長濕疹，尤其在夏天更是嚴重。

　　當成年男子的內臟脂肪增加太多時，也會逐漸趨向女性化。因為這會使得較多雄激素轉化成為雌激素，而較高的雌激素濃度可抑制垂體促性腺激素的分泌，因此使得睪丸分泌雄性素降低。由於精蟲數、性慾勃起、射精及高潮的感受都會受到雄性素的影響，因此肥胖會出現不同程度的性功能減弱。

　　此外，不少因肥胖所引起的糖尿病、高血壓等疾病，也會直接影響性功能，使人的性慾減退，有的甚至還會引發陽痿。出現這種問題吃威而鋼也沒有用，減肥最有效了！

　　但是，凸肚的男士也不必太擔心，只要努力減肥，消除凸肚後就可以將生殖器變長，精蟲數變多，可以再度恢復男性雄風！

　　中年以後，感慨雄風不如當年，常常是「長敗」將軍時，要先考慮是否是凸肚所影響。所以，消凸肚很重要，只要把凸肚解決了，就可以恢復年輕時的雄風！

　　但如果是從小就過胖，當脂肪堆積成皮下脂肪後，又延伸到內臟器官的話，腦垂體也會脂肪化，這樣可就麻煩了。因為它會減少促性腺素的分泌，接著影響雄性激素的分泌和釋放，導致血液中雄激素與雌激素的比例失調，泌乳素增高，使男孩長出了胸部。而這種因為內分泌紊亂，而導致睪丸與陰莖海綿體發育不良、陰莖短小等症狀，相較於老化性的肥胖，則在青

春發育期影響更大，這可不是單純由減肥就能解決生殖器官發育的問題了，還必須搭配內泌素的治療。

因此，父母親要更加重視小孩子的肥胖問題，這有可能影響孩子一生的性福，所以不能再認為肥胖是一種福氣囉！當五歲小男生的雞雞拉直後測量，長度仍不到2.7公分時，應該進一步就醫檢查，看看是不是需要減肥囉！

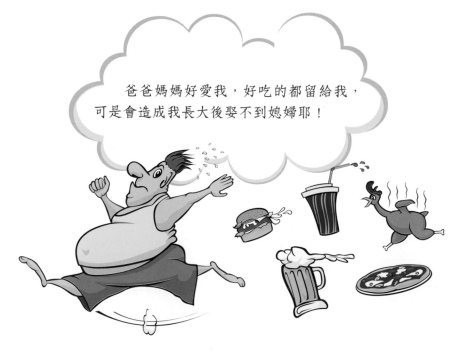

爸爸媽媽好愛我，好吃的都留給我，可是會造成我長大後娶不到媳婦耶！

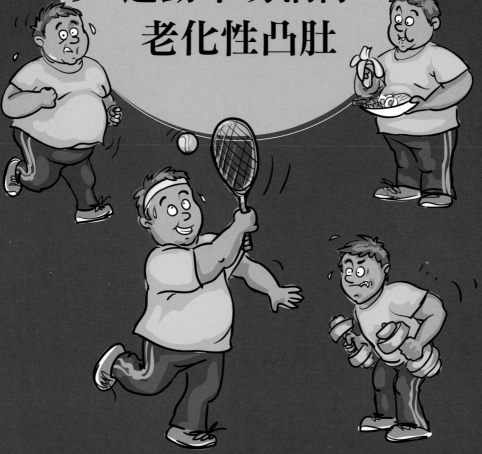

第 三 篇

單靠節食與
運動不易消除
老化性凸肚

凸肚一哥：

　　博士，我試過節食來減肥，少吃一餐或是吃很少，一星期體重就可以減少3公斤，可是肚子卻還是凸凸的，不太容易消肚子。一旦恢復飲食，立刻就又胖回來了，甚至更胖。這是怎麼回事？

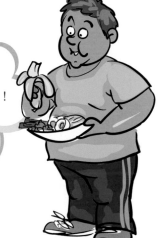

吃少一點？
我試過，凸肚紋風不動耶，好挫折！
靠運動嗎？沒時間耶！
不敢吃減肥藥啦！

 貓頭鷹博士：

　　如何節食才是正確？這可是一門營養學與生化學的大學問。

　　一般人有節食的迷思，以為不要吃東西就是節食。

　　不吃東西當然會立即瘦下來，但是瘦的重量卻是工作耗能高的組織細胞，尤其是工作量大的肌肉、腦組織、心臟、肝

臟、腎臟等，因為它們需要養分才能工作及進行修護，一旦不吃東西，重要細胞就會率先死亡。

　　當主人沒有吃下足夠的養分時，這些組織細胞就會先衰弱，繼而凋亡，但消耗能量少的內臟脂肪反而能支撐到最後。所以，不當的節食，減少的是重要的肌肉及腦組織，反而不是內臟脂肪。

　　這也就是為何不當節食後，不僅瘦得不好看，肌肉變少了，但是凸肚卻仍然存在。要食用植化素才會瘦得美麗，使馬甲線、人魚線加速出現！

　　此外，身體重要的器官也會因為節食而出現虛弱的現象。這些器官的修復再生力並沒有脂肪細胞好，因為內臟脂肪組織比其他器官含有更活躍的幹細胞，一旦恢復正常飲食後，快速增生的反而是大量的內臟脂肪細胞。不當節食造成的結果真的是得不償失，真可謂是賠了夫人又折兵。

　　由於我們的細胞已經高度分化了，所需的養分也不完全相同。如果能選擇食物養分是讓脂肪細胞的油滴燃燒，卻又能加速肌肉細胞生長，以及其他重要組織器官的修護，那豈不是兩全其美！

　　所以，僅以不吃食物的節食法來減重，是很不健康的方法。雖然它可以很快速地減重，減少的卻是大量的肌肉細胞，

脂肪細胞反而沒有減少，仍舊繼續分泌發炎激素。如果此時再進行激烈的運動，肌肉細胞可能產生肌肉溶解症，在短時間內迅速溶解凋亡，那可是很危險的哦！

因此，在沒有足夠營養的情況下做激烈的運動，不僅無法減肥，還會傷身、傷肝、傷心。有不少真實案例是人在體力不支的情況下，激烈跑步或打籃球，結果不到半小時，心臟麻痺衰竭就走了，危險性實在不可小覷！

因為激烈運動時會大量吸入氧氣，在營養不足的情況下，細胞的粒線體（mitochondria）機器運作不佳，無法快速地轉換電子能量到ATP的鍵結中儲存，而使得電子跑出了粒線體傳遞鏈之外，結合了氧（O_2），形成攻擊性非常強大的自由基，超氧化物陰離子（$O_2{}^{\cdot-}$）。它在心臟快速而大量地產生時，會攻擊心肌細胞，使心臟迅速衰竭而可能停止跳動。因此，運動時需要補充大量去除自由基的抗氧化植化素。

所以，不當的節食與運動無法健康地減肥，只會形成細胞凋亡式地減重。尤其是年紀大的人，減重速度絕對不能太快，或是運動過於劇烈，這對健康影響甚鉅，一個月減腰圍一吋是最健康的速度，慢慢減少到標準範圍。至於之後要如何繼續維持，也是一門大學問哦！

凸肚一哥：

運動後要吃什麼樣的食物才容易消凸肚、長肌肉呢？

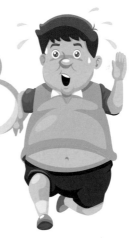

我跑得很喘，可是跑完之後很餓，會吃更多，怎麼辦呢？

我已經跑了很久，馬甲線、人魚線怎麼還不出現呢？

 貓頭鷹博士：

運動完後，當然要補充大量的電解水以及適當的食物。除了每日攝取濃縮植化素至少6公克及優質蛋白至少30公克之外，運動後還可以額外補充：濃縮植化素2～4公克及優質蛋白10～20公克。

由於運動過程中會產生一些自由基，造成發炎，形成一些運動傷害。所以，運動後補充一杯植化素飲品，它含有豐富的花青素多酚抗氧化物，可以去除血液中的自由基毒素，也可以加速內臟脂肪油滴的分解，這個可是我們親自做過科學實驗證實的喔！

來，可是如果蔬果的份量吃得不夠的話，則維生素、礦物質、纖維素、抗氧化物都會缺乏。所以不能只靠控制進食熱量與運動，仍然要加強充分的營養素，否則身體的機能沒有加強，只是瘦下來，凸肚仍然在，三高依舊在，慢性老化的疲倦無力感反而會更嚴重哦，因為營養素更加透支了！

當然，運動是會加強細胞粒線體的活化，增加血液含氧量，對身體是好事，我們一定要運動。但如果只有運動，而營養素不足，細胞的機能可是會衰退得更快哦！

因為當脂肪細胞在燃燒油滴的時候會產生很多毒素，需要許多植化素的排毒。就像家裡的廚餘桶，裝滿了廚餘，毒素累積就會導致發臭。而要清除掉大量的廚餘，就得出動清潔大隊來清除，這時是需要給工具的（植化素），否則清潔大隊沒有工具，就無法有效除臭（自由基毒素）。雖然控制熱量及運動也會減少體重，這時身體減少了肌肉，肌耐力降低了，但是

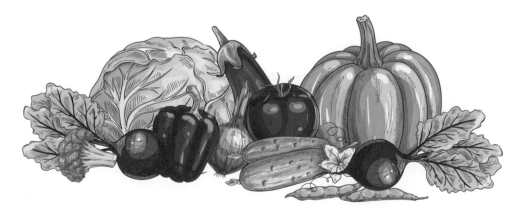

廚餘仍然在，凸肚依舊在，廚餘會繼續發臭，身體毒素沒有減少，三高當然無法改善。

所以，每日至少要吃四種顏色的蔬果（綠或黃、紅、黑、白），提供各種具有抗氧化能力的植化素，才能有效消凸肚、降三高。尤其是當吃愈多油脂、肉類食物及飲酒，就要吃愈多的植化素，才能有效清除血脂及血糖所帶來的自由基毒素，如此才能有效降低三高。

但如果要快速消除凸肚的話，就必須要控制飲食熱量，不能吃太多熱量食物。因為吃太多這類食物，總熱量超過了基礎代謝率，又沒有運動消耗掉，則血液中的毒素會大量增加。這些毒素雖然可以被植化素清除掉，但植化素清潔大隊已經工作量大增，再也沒有多餘的植化素可以進入內臟脂肪細胞去清除凸肚裡的油滴了。

結論是：醣類、脂肪、蛋白質等熱量食物，不僅提供熱量，且各自都有其重要的生理生化功能。因此任何營養素都要適量吃，吃過多就是毒素，進而產生老化性凸肚與三高症狀。所以，控制食物的總熱量與多吃植化素，是抗老化食療的關鍵點。僅靠節食與運動，是不容易消除老化性凸肚的。

要迅速消除粗腰凸肚、降三高，必須要三管齊下：控制總熱量、多吃植化素、定期規律運動！

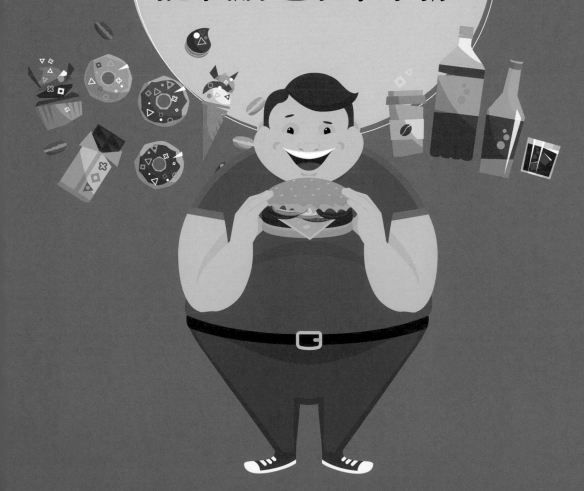

第 四 篇

植化素
能戰勝老化性凸肚

凸肚一哥：

哪些熱量食物容易造成凸肚？

> 什麼我都愛吃，愈胖吃愈多，食慾愈來愈好，每天都吃不飽，怎麼可能節食？有沒有能讓我吃得飽又不會胖的食物？

貓頭鷹博士：

當飲食總熱量過多時，血脂與血糖進入細胞後，就會往內臟脂肪細胞的廚餘桶累積油滴，於是就逐漸形成了凸肚。

其實，熱量來自於醣類、脂肪、蛋白質的食物，當總熱量超過基礎代謝率時，就會堆積在內臟脂肪，任何一類的食物吃多了，都是一樣的結果，都會形成凸肚。只是，現代人的飲食造成的熱量過多，主要是來自油炸肉類及甜食飲料，這些食物是粗腰凸肚的主要凶手。

現代人喜好甜食糕餅、甜飲料、香酥油炸肉類，吃多了當然就超過了身體所能夠消耗掉的熱量，於是熱量就過剩了。不

論是醣類或脂肪的高溫油炸品，都含有高量的自由基毒素，而脂化自由基及糖化自由基，這就是血液毒素的最主要來源。所以，現代人飲食中造成凸肚的主要原因是來自高油及高糖，植化素就可以有效清除血液中的自由基毒素。

當高油及高糖的食物吃下肚後，會加速肝臟細胞的能量代謝工作，進而快速地轉化熱量成為脂肪，進入血液中提高血脂含量。當血脂進入細胞後，尤其是內臟脂肪細胞，更容易走向脂肪合成，並儲存在細胞的油脂廚餘桶中，日積月累就形成凸肚了。

我建議過了45歲想要快速消凸肚的女性，每日總熱量應維持在1200～1500大卡；而過了35歲，想要快速消凸肚的男性每日總熱量則維持在1500～1800大卡。這樣吃植化素就比較容易消凸肚，而不是只有清除血液中的自由基毒素而已，因為多餘的熱量所產生的毒素會消耗掉植化素。

所謂的植化素就是來自蔬菜水果的多種成份的統稱，含有抗發炎能力及去除自由基毒素的抗氧化物質，就是抗氧化植化素。植化素的獲得可以從蔬果攝取，必須要4倍量於油脂，並且每日至少吃4種顏色的蔬果（若油脂吃40公克，則須要吃蔬果160公克，若發酵萃取成濃縮粉末，約為6公克植化素），才能加速血脂分解速度，快速清除LDL及三酸甘油酯含量，避免血脂

含量過高。若又喝酒、吃甜食，則需要吃下更多的植化素。

　　我將清除血液中脂化自由基的植化素命名為清脂植化素，而清除血液中糖化自由基的植化素命名為清糖植化素。這兩類分別存在於不同顏色、不同種類的植物中，將會在第六篇中介紹。

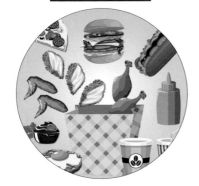

嗜吃油炸肉類

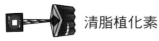

清脂植化素

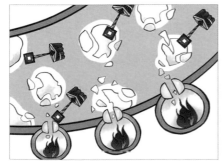

清除血液脂化自由基

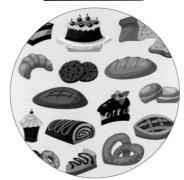

嗜吃甜食麵包

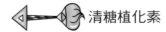

清糖植化素

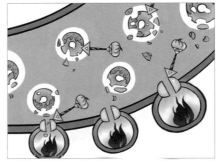

清除血液糖化自由基

稱，而含有抗氧化能力，去除自由基毒素的植化素，就是抗氧化植化素。

　　植化素存在於植物中，而到底哪種植物的抗氧化功效最好？現在利用生物技術，可以有效地、科學地進行驗證，可以篩選最好的配方與濃度，且對細胞無毒性的，具有去除自由基能力的，以及加速自體脂肪油滴燃燒的多種植化素複方。

 凸肚一哥：

　　植化素聽起來不錯，可是它為何可以對抗老化性凸肚？還不是很懂。博士可以舉例說明嗎？

 貓頭鷹博士：

　　基因原本就是遺傳自父母，可是人老了，基因會氧化生鏽，長了鏽斑，機器運轉就不靈光，當然工作效率差。一旦新陳代謝、修護及排毒的基因都生鏽了，當然人就會愈來愈老，愈來愈胖，而且都累積在肚子的內臟脂肪，這種老化性凸肚是正常的生理現象。

　　而蔬果的植化素就是可以擦拭基因鏽斑的好工具，就像擦拭銀器一樣。銀器會氧化變黑，要用布定期擦拭，可以把氧化鏽黑的銀器擦得亮晶晶。同理，植化素就會將你的基因擦拭得

亮晶晶，自然而然新陳代謝的速率就變好了。

植化素強效的抗氧化力就是幫助你身體的基因，進行清潔擦拭，讓老化的新陳代謝速率加快，加速內臟脂肪燃燒，並且清除血管毒素，有效降三高（降血脂、降血糖、降血壓）。

具有抗氧化力的植化素，就是身體內氧化物的清潔大隊。許多慢性退化性疾病都與氧化有關係，因此抗氧化物顯得特別重要。雖然體內可以自行合成一些內源性抗氧化物，但主要還是必須從食物中獲得天然抗氧化物，而植化素就是天然抗氧化物的重要成分。

 凸肚一哥：

博士，為什麼中年男人很容易有脂肪肝？女人好像比較少。脂肪肝可以透過多攝取植化素來改善嗎？

 貓頭鷹博士：

一般老化性凸肚，大多數有脂肪肝。脂肪肝就是內臟脂肪堆積太多油滴廚餘，造成肝臟組織機能衰弱的主要表徵。

內臟器官本來就不應該堆積油滴，如果油滴廚餘太多，組織器官也會不正常地堆積廚餘，廚餘的毒素就會影響器官的功能。

　　肝臟堆積油滴就會產生脂肪肝：肝臟慢性發炎，逐漸走向硬化。

　　胰臟堆積廚餘的毒素就會產生糖尿病：血糖不易進入細胞，血管泡在糖水裡面，產生更嚴重的副作用後遺症，如神經細胞退化、視網膜病變、腎臟衰竭等。

　　心臟堆積廚餘的毒素就會產生心肌梗塞、心臟衰竭。

　　腦部堆積廚餘的毒素就會產生腦部退化性疾病，如阿茲海默失智症、巴金森氏症、小腦萎縮症等。

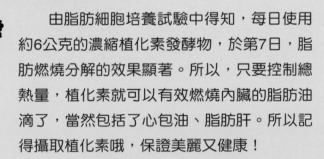

貓頭鷹博士的試驗

　　由脂肪細胞培養試驗中得知，每日使用約6公克的濃縮植化素發酵物，於第7日，脂肪燃燒分解的效果顯著。所以，只要控制總熱量，植化素就可以有效燃燒內臟的脂肪油滴了，當然包括了心包油、脂肪肝。所以記得攝取植化素哦，保證美麗又健康！

脂肪細胞對照組
（脂肪油滴大）

濃縮的抗氧化植化素處理組
（第7日油滴分解）

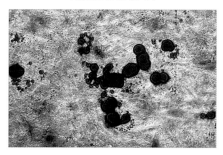 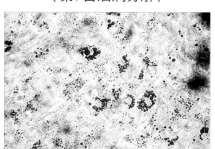

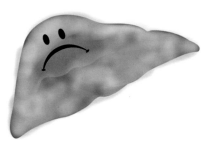

▲凸肚容易罹患脂肪肝

植化素有效燃燒肝臟脂肪

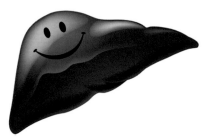

▲健康的肝臟重現微笑

第 五 篇

植化素
能清除血液毒素

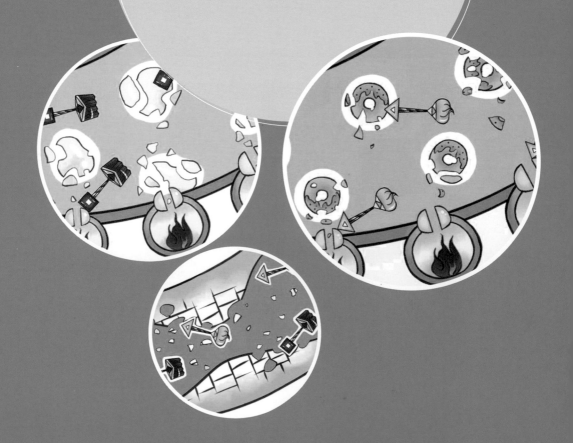

凸肚一哥：

抗氧化植化素可以降血脂嗎？這是什麼原理？

 貓頭鷹博士：

是的，抗氧化植化素可以降血脂，尤其是酸性紅色類的植化素，例如：洛神花萼、山楂等。

目前醫學界判定影響健康的高血脂，是依據一些參考數值：

1.當血液中三酸甘油酯（TG）高於150mg/dL時，即是高血脂值判定的指標。

2.當總膽固醇（TC）和高密度脂蛋白膽固醇（HDL）比值（TC/HDL ratio）大於5，且低密度脂蛋白膽固醇（LDL）高過160mg/dL，而高密度脂蛋白膽固醇（HDL）小於35mg/dL，可以判定為高血脂症。而現代醫學則建議：血脂膽固醇值維持在TC/HDL比值小於4，最為理想。

當LDL太高時，為罹患冠狀動脈心臟病的高危險群。因為體內膽固醇主要靠LDL來運送，若過多就會造成血管硬化、阻塞。因為HDL可以將黏在血管壁上多餘的LDL運送回肝臟處理後代謝掉，這樣可以保護血管，所以當HDL不足時，LDL就會在血管內阻塞。

　　抗氧化植化素就可以有效提高HDL，有效降低LDL，有效降低TG。所以，吃愈多油炸食物或肉類，就要吃更多的抗氧化植化素。雖然，油炸食物與肉類容易造成脂化自由基毒素，但是只要吃4倍於脂肪含量的多種植化素，就可以有效降低血液中的LDL，並且增加HDL，所以可以避免高血脂的危害。

　　由於油炸的高溫會引起脂肪氧化，形成黏稠黑色的脂肪褐化物，是一種毒性超強的脂質自由基毒素，這些物質會堆積在血液中，造成動脈粥狀硬化，引起血管老化的鈣化現象。若攻擊心臟、血管，會產生血管壁老化、彈性疲乏，容易造成高血壓、心衰竭、中風；一旦攻擊肝臟，就容易造成脂肪肝；攻擊乳房，容易造成乳癌；攻擊攝護腺，容易造成攝護腺癌；攻擊腦部，容易造成神經細胞退化；攻擊胰臟，容易造成糖尿病。

　　所以，油炸食物要忌口，不完全只是為了肥胖這件事，它涵蓋的範圍是脂質氧化的自由基毒素，加速老化性凸肚的隱憂，並且會帶來高血脂的風險。

　　但如果吃下過多的總熱量時，想要利用植化素來消除凸肚，效果就有限了。因為吃下去的植化素，只夠清除太多的自由基毒素，已經沒有多餘的多酚可以進入內臟脂肪細胞，去啟動廚餘桶內的油滴燃燒了。但即便如此，多吃植化素，主要是能有效保養血液的通透性與血管的彈性，預防三高與老化性凸

肚提早到來，可說是最天然而安全的飲食療法。

如果想要確實消除凸肚，那就真的要控制總熱量了，並且要多吃植化素，以去除血液中自由基毒素。只可惜，現代人的飲食吃太少的抗氧化植化素，卻吃下太多的熱量。所以，不僅凸肚，也容易有三高的健康問題。

清脂植化素

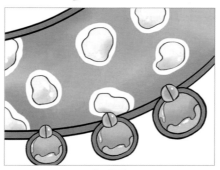

高血脂

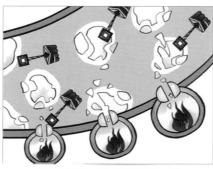

清脂植化素有效降血脂

凸肚一哥：

我好像有些明白了，但為何植化素也可以穩定血糖呢？

 貓頭鷹博士：

　　植化素可以穩定血糖，尤其是那些含苦味的綠色植化素，來自苦瓜、山苦瓜、檸檬皮、綠茶等。

　　要特別注意的是，當血糖不穩定時，極容易形成糖尿病併發症。因為血糖是活性很強的分子，當血糖高的時候非常容易形成焦糖化氧化物，它是屬於毒性很強的自由基毒素，會攻擊組織器官，容易造成許多糖尿病併發症，包括：白內障、視網膜退化、腎臟發炎、心血管疾病、腦神經退化等等。而多吃植化素，尤其是含苦味的萜類，來自苦瓜、檸檬皮等，能夠有效清除糖化自由基毒素。

　　精緻的甜食飲料容易引起血糖不穩定，是屬於高升糖食物，所以要避免。每日所需要的碳水化合物，則選擇膳食纖維高的食物，因為富含膳食纖維的粗糧，含有不少去除自由基毒素的抗氧化植化素，與阻截糖份快速吸收的纖維素。這些膳食纖維高的粗糧，例如：糙米、地瓜、小米、玉米、紅藜、大麥、蕎麥、薏仁等，就不是高升糖的食物。

　　我引用《天下雜誌》雙週刊（2016年6月8～21日）的一篇

報導：台灣變成「糖尿病之島」。糖尿病年輕化，每小時奪走一命。有些人輕忽了隱藏性的前期糖尿病，沒有控制飲食，沒有監控血糖值，僅兩、三年的時間就發生神經病變，可能導致失明。長期忽視的話，約莫十多年後，可能導致腎臟衰竭，必須洗腎。相當於每兩名的洗腎患者，就有一人受糖尿病影響。

造成糖尿病的兩大主要原因：

1.胰臟提早衰老，分泌胰島素不足，稱為第一型糖尿病。

2.胰島素接受體不良，導致細胞接收不到胰島素的訊號，所以血糖進入不到細胞內被利用，這種稱為第二型糖尿病。

不論是第一型或者第二型，只要血糖控制不穩，血管就是泡在糖水裡面，糖分轉換成了毒性極強的糖化自由基。想想看，血管成了蜜餞，不造成老化、失去彈性都難，不久就形成了高血壓，以及其他的併發症。

至於造成糖尿病的兩大不良飲食來源，分別是：高溫油炸、高升糖食物，這兩種食物非常容易在血液中產生脂化自由基與糖化自由基毒素，進而造成胰臟老化與胰島素接受體不良，形成糖尿病。

所謂高升糖食物，就是食用後會快速提高血糖的食物，包括：精緻麵粉、白米、蛋糕、甜飲料（珍珠奶茶、三合一即溶咖啡、果汁、汽水等）、糖果、甜巧克力等，以及酒精類等。

　　所以，不要以為只有少吃甜食，就不會得糖尿病哦！吃多了高溫油炸食物、精緻麵包或酒精飲品都會造成糖尿病，雖然有些食物吃的時候味覺不是甜的，但也是會引起糖尿病的。

　　由於天然界中植物種類相當多，分別含有多種不同分子結構的抗氧化物質，一般稱之為：抗氧化植化素。不同抗氧化能力的植化素，會針對不同種類的自由基去除，尤其含苦味的植化素種類，來自苦瓜、山苦瓜、檸檬皮、綠茶等，能夠有效清除糖化自由基毒素，不僅可以改善血液品質，而且也會讓老化的胰臟新生，去分泌胰島素，並且讓各個組織細胞去製造優良的胰島素接收器，可以敏感的接收胰島素的訊號，當然血糖就穩定啦！

清糖植化素

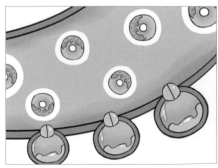

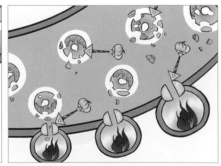

高血糖　　　　　　　　　　　清糖植化素有效降血糖

凸肚一哥：

為何吃多了高升糖的食物，不僅容易造成高血糖，也容易形成高血脂呢？

 貓頭鷹博士：

吃多了高升糖的食物也會得到高血脂哦！

確實，有些人的高血脂並非完全是因為飲食中含有過多的油脂，卻是甜食飲料造成的！而現代人嗜吃甜食飲料，容易形成蘋果醣類型與甜甜圈鬆軟的體型，當內臟脂肪超標時，一樣會有高血脂哦！

原因是：精緻甜食的糖分容易迅速升高血糖值，稱為高升糖食物。它會大量刺激胰島素的分泌，使得大量糖分進入到細胞內，走向內臟脂肪儲存油滴的途徑，並合成大量油滴。當細胞內充滿了油滴時，對正常脂肪細胞的運作就產生了不良影響。所以，燃燒油滴也是必需的一種毒素代謝。當油滴分解後形成了LDL，會釋放到細胞外面去，再由血液運送到肝臟中分解掉。但是在運送過程中，血脂就升高了啊。

所以，有的人不吃一點點的油脂，只吃米食、麵包、水果，血脂也一樣偏高，降不下來，這多半就是因為吃太多高升糖食物的緣故。

　　高升糖食物如今已成為現代人健康的殺手！當我們在輔教民眾抗養化營養知識時，發現許多高血脂的人，因為怕中風，而不敢吃任何蛋、肉類的膽固醇食物，每日只吃麵包、青菜、水果。結果長期下來，反而嚴重缺乏「短鏈脂肪酸與膽固醇」，這也是過猶不及，反而造成胰臟、肝臟、腎臟、腦部老化嚴重。因此，高升糖飲食是糖尿病、肝臟發炎、腎臟發炎與神經細胞退化性失智症（阿茲海默症）的高風險食物哦！

　　長期缺乏中鏈飽和脂肪酸與膽固醇，也容易引起阿茲海默失智症，那是因為：細胞的細胞膜，需要一些中鏈飽和脂肪酸來形成腦磷脂，而膽固醇是堅固細胞膜的穩定度，當然神經細胞的細胞膜才不會退化得太快。

貓頭鷹博士建議

　　飽和脂肪酸（奶、肉、蛋）：單元不飽和脂肪酸（油酸、亞麻油酸等植物油）：多元不飽和脂肪酸（EPA & DHA 魚油、橄欖油、苦茶油等）= 1：2：1，是最健康的油脂比例。

　　如果一天吃40公克的油脂，則最好的比例是：

　　飽和脂肪酸：單元不飽和脂肪酸：多元不飽和脂肪酸=10公克：20公克：10公克

　　適量的膽固醇、植物固醇、中鏈脂肪酸，也是保護腦部神經細胞的重要成分。所以，不是都不吃膽固醇就不會得到高血脂哦！而是要吃好油，魚油的Ω3脂肪酸，芝麻、堅果的亞麻油酸，蛋黃的卵磷脂、椰子油的中鏈脂肪酸、水產類的植物固醇、山苦瓜發酵物的共軛次亞麻油酸等等，都是有助保護細胞的成分。

　　只要避免高升糖食物，選擇吃粗糧的醣類及多種類植化素的蔬果，適量的好油，優質蛋白質，就可以有效降低高血脂、高血糖、高血壓哦！

 凸肚一哥：

為何植化素可以讓老化的血管恢復年輕彈性呢？

 貓頭鷹博士：

　　植化素確實可以讓老化的血管恢復年輕的彈性。

　　快速老化的血管，主要是由於攝取過多的高溫油脂氧化物及糖分氧化物所造成。當血脂與血糖分別形成了脂化自由基毒素與糖化自由基時，也會影響血液中的蛋白質，進行氧化成羰基自由基，就逐漸形成血管壁鈣化的老化現象，失去了原有的彈性。老化的血管一旦爆裂了，就造成了中風、心肌梗塞等危

病人第一次發作常是在提著行李趕車或趕飛機時；在爬樓梯或走一段上坡路時也常發生；在交通擁擠的路上行走或開車時；晨起刮鬍子、洗熱水澡、痛的刺激、性生活、上廁所太用力時也常發生心絞痛；吃得太飽也是發作的因素之一，尤其是吃飽後運動；寒冷也是因素之一，有冠狀動脈阻塞的病人，在冬天比夏天容易發生心絞痛。陣發性的心絞痛，有可能是心肌梗塞的前兆病徵。

嚴重時會產生心肌梗塞，也就是心臟的冠狀動脈血液中發生凝塊（血栓）造成閉塞所引起。大多數的心肌梗塞，都是心臟的冠狀動脈硬化所引起的。依流行病學的研究，吸煙、高血壓、高膽固醇，一向被公認是導致心肌梗塞的第一號禍害；而肥胖、糖尿病、運動及生活緊張則是次要因素。因此，吃足夠的植化素清除血液毒素、降三高，可以預防心肌梗塞。

 凸肚一哥：

內臟脂肪超標會造成動脈硬化提早發生嗎？

 貓頭鷹博士：

絕對會的。內臟脂肪太高時，脂肪細胞生病了，於是發射出去發炎激素蛋白質，例如：IL-1、IL-6、TNF-α，會跑到血液

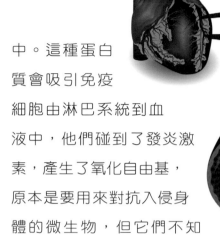

中。這種蛋白
質會吸引免疫
細胞由淋巴系統到血
液中，他們碰到了發炎激
素，產生了氧化自由基，
原本是要用來對抗入侵身
體的微生物，但它們不知

道並沒有微生物入侵，只是內臟脂肪細胞生病了。於是這些免
疫軍隊帶來的刀槍，碰到了發炎激素，以為敵軍到臨，於是將
武器上了槍彈、拔了刀鞘，也就是氧化自由基，胡亂砍傷了血
管壁，也讓血液中的血脂與血糖轉變成脂化自由基與糖化自由
基，流動的範圍更廣、攻擊性更大，不僅形成動脈硬化，也會
加速腦、肝、胰臟、肺、腎、皮膚等器官組織的老化。

　　但由於每個人的遺傳體質及生活飲食習慣不同，導致不同
的器官出現衰老疾病的症狀，例如：胰臟老化而得糖尿病，腎
臟老化而造成腎衰竭，肝臟老化而罹患脂肪肝或肝衰竭，心臟
老化而致心肌梗塞、心衰竭，肺臟老化造成肺部感染或肺纖維
化。這些由動脈硬化所造成的衰老，都可以因攝取植化素而得
到很大的改善。

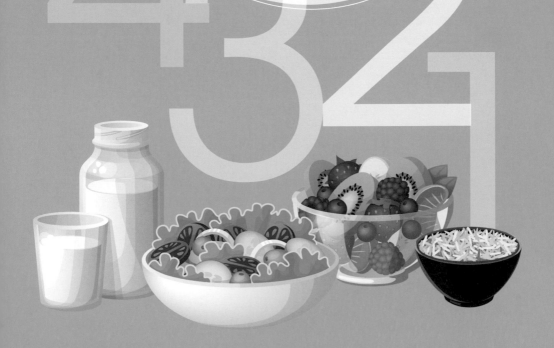

第 六 篇

植化素新飲食：
4-3-2-1

凸肚一哥：

博士，您有最新、最安全的方法，能用來改善凸肚的老化現象嗎？我好想要有馬甲線，變年輕喔！

貓頭鷹博士：

有！

貓頭鷹博士經過多年的研發，首創一種「植化素新飲食（Phytochemicals Slim Diet, PSD）」概念：

植化素新飲食概念

每日要吃

4 4種顏色蔬果（綠或黃、紅、白、黑）

3 3種植物性食物（蔬菜2碗及粗糧1碗）

2 2份不同種類水果（例如：香蕉1根、葡萄8粒、芭樂1顆）

1 1份優質蛋白質（1份30公克來自奶、蛋、豆漿、鮮魚、酵母活性蛋白等）

營養整合概念：

一、控制食物總熱量

1.每日總熱量維持在：基礎代謝率+10～20%視運動量調整

2.男性過了35歲：1500～1800大卡

3.女性過了45歲：1200～1500大卡

4.醣類：脂質：蛋白質＝40%：30%：30%

舉例：女性1200大卡

醣類：脂質：蛋白質=480大卡（4大卡/克x120克）：360大卡（9大卡/克x40克）：360大卡（4大卡/克x90克）

每日蛋白質90公克中，至少要有30公克的優質蛋白來自：奶、蛋、豆類、鮮魚、酵母活性蛋白等等。如果90公克都是優質蛋白質，當然更好。

例如：如果當日有應酬飯局，攝取熱量超過基礎代謝率太多，那麼第二日就得吃少量及清淡些，並且多吃植化素，那麼三高仍然可以控制得當，不會復胖。

二、定期運動

一星期至少三次，一次至少30分鐘走路微喘的運動。看電視的時候可以墊腳尖站著，雙手向上舉，原地踏步，每日5分鐘，一日2次。運動有助於動脈硬化的改善。

三、植化素：4-3-2-1

攝取蔬果4倍量於油脂，每日至少吃4種顏色的蔬果，可以有效清血脂、清血糖、清除血管內堆積的鈣化沉澱物。若油脂吃40公克，則需要蔬果160公克，經發酵萃取成濃縮粉末，約為6公克植化素。

植化素新飲食重點是：

1.每日至少4種顏色蔬果，多種顏色（綠或黃、紅、白、黑）的植化素，抗氧化力才足夠。種類如果太少，清除血液毒素與燃燒凸肚的效果不佳。

2.每日進食植物性食物3種，份量相當於蔬菜吃2碗，加粗糧1碗。把這些總量分配到一天三餐中，若白天因忙碌吃得少，則晚上要補充足量，因為這些食物所含的熱量不高，所以不用怕在晚上吃蔬菜。

3.水果2份，相當於任選2種：香蕉1根、芭樂1顆、葡萄8粒等等，不要多，也不能少，作為取代下午點心及宵夜的食物。

4.優質蛋白1份，在每日所需的90公克蛋白質中，攝取來自奶、蛋、豆漿、豆腐、酵母活性蛋白等優質蛋白質，加起來至少必須有30公克。若90公克都是來自優質蛋白，當然更好。

所謂優質蛋白質，就是胺基酸完整的蛋白質，需要好消化、好吸收，包括：蛋一顆（約含8公克蛋白質）、250ml奶

（約含10公克蛋白質）、一塊豆腐（約含8公克蛋白質）、一條巴掌大鮮魚（約含10公克蛋白質）等等。但是，如果經過高溫烹煮，使得蛋白質變性硬化了，就會減少它的消化吸收及利用率，就不那麼優質了。所以，以低溫60℃以下烹煮30分鐘，是破壞性最少的蛋白質殺菌方式。

現在有些食品科技以微晶球包裹蛋白質，再經低溫萃取，製程可以有效保留90%的蛋白質活性，所以我有提到酵母活性蛋白，經過微晶球包裹，是非常優質的蛋白質營養補充品。

以豆類而言，它是含有優質蛋白質的食物，但是人類無法生食，因為生豆類含有一些抑制蛋白酶的物質，需要經過烹煮。而一旦經高溫烹煮，再經過油炸烹調，它的營養價值就會下降非常多。所以，我建議吃素的人，吃豆類製品不要經過油炸，不僅能提高豆類蛋白質的消化吸收，也可以減少很多脂化自由基的毒素。

凸肚一哥：

　　攝取蔬果4倍量於油脂，每日至少吃4種顏色的蔬果。簡單的說，是不是吃一口肉就吃四口蔬果，顏色至少有四種，對嗎？

 貓頭鷹博士：

答對了！

 凸肚一哥：

　　博士能建議幾種抗氧化能力比較強的植物種類嗎？有科學數據的實證嗎？

 貓頭鷹博士：

　　我們利用濃縮的洛神花及山苦瓜的發酵濃縮植化素來進行基因試驗，發現新陳代謝基因及抗老化長壽基因皆能提高工作效率，多達4～22倍。

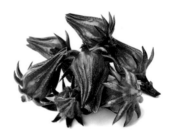

洛神花萼（加強脂肪代謝）

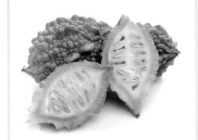

山苦瓜（加強醣類代謝）

新陳代謝基因表現

提升8～18倍脂質、醣類代謝速率

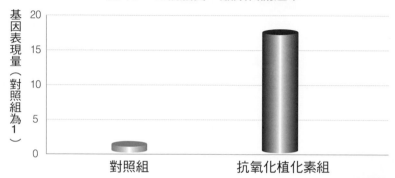

新陳代謝基因檢測：ADRB3、GNB3、PPARγ、PPARα、GLUT4、ADRB2、PPARγ、PPARα

抗飢餓及基礎代謝基因表現

提升16～22倍抗飢餓及基礎代謝速率

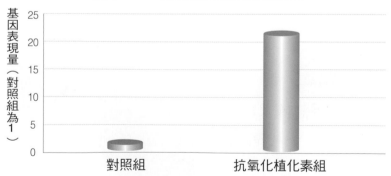

抗飢餓及基礎代謝基因檢測：Leptin、UCP-1

抗老長壽基因表現

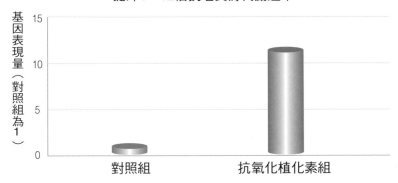

提升4～12倍抗老長壽代謝速率

基因表現量（對照組為1）

15

10

5

0

對照組　　　　　抗氧化植化素組

抗老長壽基因檢測：ADIPOQ、Sirt1

　　到目前為止，我們能知道的僅有四千多種植化素，它們的功效尚在不斷地被發掘與證實之中，因此，組合複方與低溫發酵製程是有效的致勝點。因為植化素在食物經過烹煮的過程中會逐漸流失，即使我們吃了很多的蔬菜，但不一定有足夠的功效。

　　我們特別針對降三高、消凸肚的植化素，做過很多的實驗，確實有很好的研究成果，以下針對兩種主要成分做更詳細的介紹。

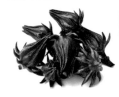

一、洛神花

　　學名為：Hibiscus sabdariffa Linnaeus，又有洛神葵、玫瑰茄、山茄、紅葵等稱呼，是

一年生錦葵科木質狀的草本植物。《本草綱目》記載：「洛神花萼具有消除疲勞、涼血淨血、清熱、消暑、利尿、解毒等功效，有治暑熱疹癢、口舌生瘡、口臭、心煩氣躁、心神不寧、體臭、食慾不振等功能。」洛神花現已廣泛分布於南北半球之亞熱帶及熱帶地區，許多國家均有栽種。臺灣引種栽培之洛神花為一年生灌木，生命力強且栽種容易，由於它對土壤的要求不高，因此，即使在貧瘠的礫石之地，不必特別噴灑農藥及施肥，也可以順利生長。現今臺東、花蓮等東海岸地區為洛神花的主要產地，其中又以台東山區，因富有乾淨的水源及清新的空氣，且在面山靠海等多種天然環境的影響下，可能是它花青素含量更豐富的原因。

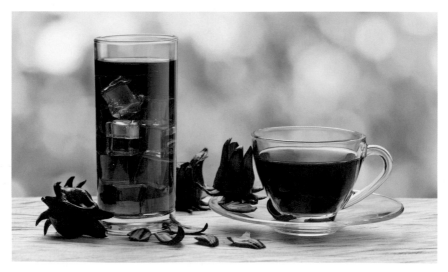

近年來研究公認，洛神花萼是良好的多酚類、膳食纖維，以及抗氧化物的來源。目前針對已知洛神花萼之有效抗氧化物成分，可分為多酚類、花青素、兒茶酸及類黃酮等四種，說明如下：

1.多酚類（polyphenol）：多酚是植物的次級代謝產物，可對抗紫外線，有助於抵抗外來侵略病原體，也是人類飲食中含量最多的抗氧化物，主要存在於天然水果、蔬菜、穀物、豆類和飲料中，例如：葡萄、蘋果、梨子、櫻桃和漿果果實每100g就含有高達200～300mg的多酚。而一般情況下，一杯紅酒、咖啡或茶大約就含有100mg的多酚。多酚依結構不同可分類為酚酸、黃酮類、木脂素和二苯乙烯。多酚有助於穩定食物的顏色、氧化、味道、澀味、氣味和苦味等功能。

2.花青素（anthocyanin）：花青素負責廣泛植物中的著色，因而創造了該植物絢麗的顏色。近年來，花青素被研究出具有生物活性，如抗氧化活性、防止動脈粥狀硬化及抗癌等功效，並在疾病的治療上具有許多有效功能。總體來說，現在越來越多的證據顯示，人類飲食中的抗氧化物對健康有著重大的益處。

3.兒茶酸（protocatechuic acid, PCA）：從植物中安全萃取的兒茶酸，於過去20年來已被諸多書籍、期刊研究證實其潛

同機制，發揮類胰島素與胰島素敏感性的作用，對胰島素阻抗性與缺乏均有正面的改善功效。

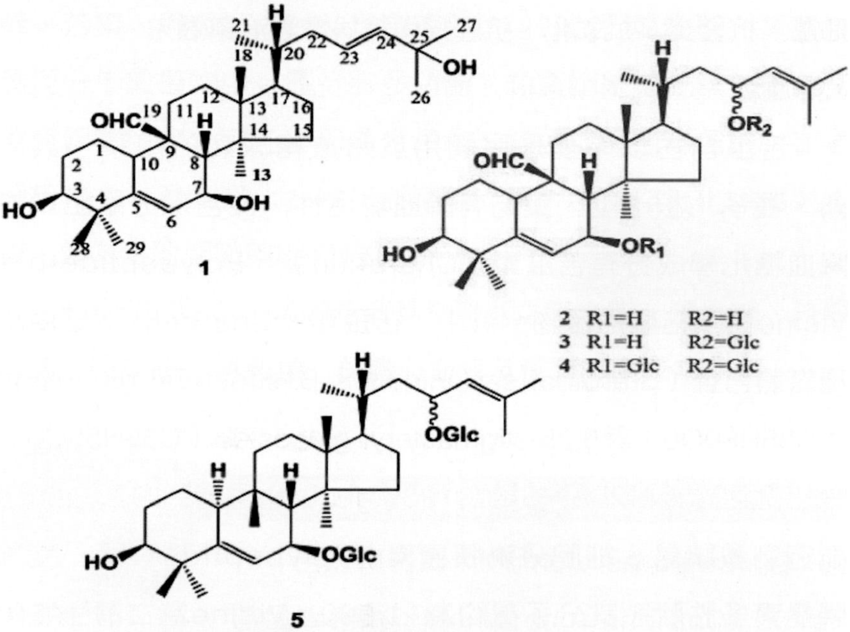

附圖 1：五個葫蘆烷三萜類化合物結構：

（1）3β,7β, 25-trihydroxycucurbita-5, 23（E）-dien-19-al,（2）Momordicine I,（3）Momordicine II,（4）3- hydroxycucurbita-5,24-dien-19-al-7,23-di-O-β-glucopyranoside,（5）Kuguaglycoside G。

2.降血脂

　　許多研究證實，苦瓜
具有能降低血液中三酸甘
油酯、總膽固醇，並增加
高密度脂蛋白膽固醇濃度
等功效。當給予高脂飲
食誘導肥胖之大鼠餵食凍

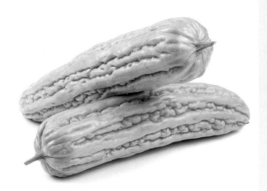

乾苦瓜汁，能夠抑制體脂堆積、改善葡萄糖耐受性並降低血漿
中胰島素、瘦體素（Leptin）、膽固醇與游離脂肪酸的濃度。
亦有研究發現：苦瓜乙酸乙酯萃取物可顯著活化PPARs，並有
相似於藥物匹立尼酸（Pirinixic acid）對PPARα的活化能力。
匹立尼酸是一種PPARα拮抗物（Agonist），能促進肝臟Acyl-
CoA oxidase活化，以增加肝臟脂肪酸氧化的作用，並預防脂質
累積於心肌細胞。由於苦瓜乙酸乙酯萃取物被發現對PPARβ與
PPARγ具有極佳的活化能力，進一步鑑定確認共軛次亞麻油酸
為苦瓜中PPARs之主要活化劑。而苦瓜亦可透過增加PPARs之
活性來調節脂質代謝作用。

　　由於目前臨床的抗糖尿病用藥Thiazolidinedione（TZD）能
夠促進胰島素增敏作用與脂肪增生，因為TZD為PPARγ的專一
性配體，因此具有造成肥胖的副作用。如果使用苦瓜萃取物，

不僅可以活化PPARγ，還可以活化PPARα與PPARβ，來加速脂肪酸氧化代謝。因此，同時具有降血糖與降血脂的功效。

此外，以凍乾苦瓜粉混合高脂飼料來餵食小鼠，結果證實：凍乾苦瓜粉能夠改善小鼠因高脂飲食所誘導的血腦屏障通透性之改變，降低腦神經發炎因子，例如：NF-κB1、IL-16、IL-22與IL-17R，以及血漿中的細胞激素，例如：MCP1、M-CSF與MIP-1α的表現；並可抑制膠質細胞，包括：小膠質細胞與星狀膠質細胞的活化；降低促凋亡蛋白Fox O，並提升抗壓蛋白Sirt1的表現，上調Sirt3 mRNA的表現，並增加血漿抗氧化酶活性來減緩氧化壓力，達到抗發炎、抗氧化、抗凋亡與神經保護的效果。

3.抗發炎

許多研究證實：苦瓜能在發炎的情況下，顯著抑制RAW 264.7巨噬細胞、Caco-2 cells與THP-1 cells中，PGE2、IL-7與TNFα的表現，並提升TGF-β與IL-10的釋放。亦有研究證實：共軛次亞麻油酸為苦瓜中可活化PPARs的生物活性成分之一，因為PPARs具有調節脂肪代謝、抗糖尿病與抗發炎等功效。苦瓜的水萃物與乙酸乙酯萃取物均能抑制PGE2生成，降低COX2之表現，推測其作用機制為苦瓜萃取物中含有PARs活化劑與共軛次亞麻油酸。PPARs活化後會干擾 NF-κB、STAT與AP-1之

訊息傳遞，以抑制發炎反應，例如：IL-1、IL-2、IL-6、IL-8、TNF-α與金屬蛋白酶的基因表現。

當以三種不同方式萃取苦瓜與山苦瓜，分別為水萃、乙醇萃與乙酸乙酯萃，將萃取物殘渣給予以LPS刺激的RAW 264.7 macrophages，結果發現山苦瓜萃取物比苦瓜具有更好的抗發炎功效，包括抑制亞硝酸鹽、PGE2、iNOS與COX2的表現，並可顯著抑制NF-κB活化。尤其以乙醇萃取的山苦瓜殘渣具有最好的抗發炎活性，是因為山苦瓜乙醇萃取物中的共軛次亞麻油酸活化PPARγ，進而抑制 NF-κB的活性，以此達到抗發炎的效果。

將山苦瓜凍乾粉混合飼料餵食小鼠四週後，以腹腔注射LPS來誘導小鼠產生敗血症，結果證實山苦瓜凍乾粉能夠降低小鼠血脂濃度與體重、抑制肝臟中COX-2、iNOS、NF-κB與脾臟之促炎性細胞激素的表現，並減少器官損傷。而於小鼠左耳靜脈注射痤瘡丙酸桿菌，在耳朵注射山苦瓜乙酸乙酯萃取物，結果證實山苦瓜乙酸乙酯萃取物能有效減輕痤瘡丙酸桿菌（Propionibacterium acnes）所誘導的耳腫脹與肉芽腫性炎症（Granulomatous inflammation）。科學證實山苦瓜甲醇萃取物具有治療大鼠胃潰瘍之潛力，並且還能防止胃潰瘍與十二指腸潰瘍的發展。

3-1.共軛次亞麻油酸（Alpha-eleostearic acid, α-ESA）

共軛次亞麻油酸（Alpha-eleostearic acid, α-ESA），全名為9（Z）,11（E）,13（E）-Octadecatrienoic Acid，是在植物種子油中常見的共軛多不飽和脂肪酸。α-ESA在苦瓜籽油的總脂肪酸組成中佔60%，α-ESA在大鼠體內可被代謝並轉化成共軛亞油酸（9Z, 11E-CLA）。共軛亞油酸（Conjugated linoleic acids, CLA）可促進脂質代謝，抑制脂肪細胞分化，與促進脂肪細胞凋亡，因此α-ESA在食用代謝後，具有誘導脂肪細胞程序性死亡的功效。此外，α-ESA具有抑制腫瘤生長的能力，α-ESA透過上調腫瘤抑制蛋白p53、GADD45與PPARγ的表現，來誘導結腸癌細胞（Caco-2 cell）與結腸直腸腺癌細胞（DLD-1 cells）走向凋亡。

3-2.過氧化體與過氧化體增殖劑（Peroxisome and peroxisome proliferators）

（1）過氧化體（Peroxisome）

過氧化體（Peroxisome）為很小的單層膜胞器，由平滑型內質網突出而成，因其內含有參與分解與生成過氧化氫的酵素，故命名為過氧化體。

過氧化體與粒線體皆能進行β-oxidation，進行β-oxidation切割脂肪酸鏈時，會產生NADH與FADH2，而切割後的產物

Acetyl-CoA也會送進粒線體內膜，進入檸檬酸循環產生NADH和FADH2。這些NADH和FAD最後會透過呼吸鏈的氧化磷酸化作用產生ATP，若製造過氧化體的基因發生突變，會導致脂肪酸無法順利氧化，使組織與血液堆積過量長鏈脂肪酸。

　　一系列天然或人工合成的脂肪酸類化學物質，能夠刺激過氧化體增生，稱為過氧化體增殖劑（Peroxisome proliferators），例如：降血脂藥物、抗糖尿病藥物、EPA、DHA與氧化磷脂質等等。已有實驗證實，給予過氧化體增殖劑，會誘導大鼠與小鼠肝臟內過氧化體的體積與密度增加，並增加長鏈脂肪酸的降解作用。進而能夠被過氧化體增殖劑活化的受體，則稱為過氧化體增殖劑激活受體（Peroxisome proliferation-activated receptors, PPARs）。

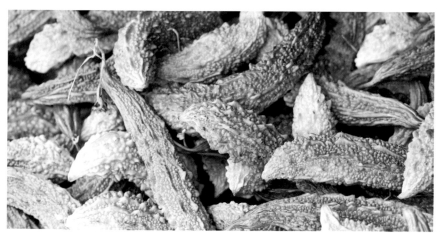

（2）過氧化體增殖劑激活受體（PPARs）

PPARs的功能主要為調節葡萄糖與脂質代謝，亦參與調控發炎反應、血糖恆定與細胞增生。到目前為止，已鑑定出三種PPARs的種類，分別為PPARα（NR1C1）、PPARβ（NR1C2）與PPARγ（NR1C3），而PPARγ又可分為四種形式，其中，PPARα 主要參與脂肪細胞的氧化過程，PPARβ 參與了脂肪細胞的分解過程，PPARγ則與促進脂肪細胞的分化有關。

i.PPARα

PPARα 表現在肝細胞、腸上皮細胞、平滑肌細胞、血管內皮細胞與免疫細胞，例如：單核細胞、巨噬細胞與淋巴細胞，以及非神經元細胞，例如：小膠質細胞與星形膠質細胞。

PPARα 能夠調節脂質代謝與發炎反應，並且能夠改善動脈粥狀硬化，PPARα 藉由活化脂肪酸轉運蛋白與酰基-CoA合成酶（Acyl-CoA synthetase, ACS）來促進脂肪酸運載（Fatty acid transporter, FAT），使脂肪酸穿過細胞膜，並活化脂肪酸合成，同時活化粒線體與過氧化體中的 β-oxidation作用，來抑制脂肪酸與三酸甘油酯的合成，以防止脂質沉積於血管壁上。

PPARα 在血管內皮細胞具有抗發炎作用，PPARα 透過抑制IL-6、VCAM1、MCP-1 等細胞激素與COX2的表現，並促進

eNOS的生成，來減少血管以及全身的氧化壓力與發炎反應，達到抗動脈粥樣硬化的效果。eNOS能誘導血管舒張，抑制白血球與血小板的聚集，減少血管中超氧陰離子濃度，具有神經保護功能。目前已知Fibrate類降血脂藥、天然脂肪酸與類二十烷酸衍生物（Eicosanoid derivates）皆為PPARα的活化劑。

ii.PPARβ

PPARβ在骨骼肌、脂肪細胞、巨噬細胞、肺、腦與皮膚中皆有表達，並且在中樞神經系統、脂肪組織與皮膚具有高度表現。

PPARβ活化後會導致脂肪組織增強脂肪酸的氧化作用，降低血脂，並改善肥胖。此外，亦有研究證實：PPARβ可抑制炎症所誘導的黏附分子之表現，並可透過抑制NF-κB來達到減緩動脈粥樣硬化與抑制心臟肥大的功效；在神經保護方面，PPARβ高度表達於寡樹突膠質細胞，其能促進寡樹突膠質細胞增生與髓鞘生成（Myelination），並參與中樞神經發育。此外，PPARβ能透過抑制星狀膠質細胞的活化，來調節中樞神經系統的發炎反應。目前，PPARβ的配位體正在開發中的臨床前階段。

iii.PPARγ

目前有凹種PPARγ亞型已被鑑定，其中PPARγ1在許多

黃酮類化合物（Flavonoids），因此具有良好的抗氧化功效。

　　酚類化合物可排除自由基，透過提供氫原子，讓自由基形成穩定的共振形式，達到抑制自由基連鎖反應的功效，同時可與金屬產生螯合作用，進而減緩氧化的進行。當酚類化合物減緩活性氧的形成時，可抑制活性氧所引起的發炎反應、血小板凝集、細胞凋亡與呼吸風爆，更可以提升抗發炎的能力。從山苦瓜種子中萃取出共軛次亞麻油酸，若以此取代飼料中的脂肪酸來源時，餵食大鼠後可顯著抑制紅血球細胞膜脂質過氧化，並可降低血漿中總膽固醇濃度。

5.抗病毒與腫瘤

　　山苦瓜中的化學成分 α-momorcharin、β-momorcharin 與MAP 30，已被證實具有抵抗泡疹病毒、抗HIV與抗腫瘤等功效，並且只針對病毒感染或腫瘤細胞，對正常細胞並不具細胞毒性。

　　你看看，以上這些植化素的功能是不是很強大！

 凸肚一哥：

　　是啊，植化素讓基因表現閃亮極了！多吃植化素，新陳代謝竟然會回到年輕狀態，而且會比較長壽耶！對了，植化素會不會改造我的基因啊，讓我變成怪物？

貓頭鷹博士：

哈哈哈，當然要吃對食物，自體基因的工作效率就會高！

植化素是天然食物的成份，不是叫你吃基因改造食物，也不是致癌食物。所以，慎選不含農藥、重金屬、化學性汙染的天然蔬果，當然不會改造您的基因，而是讓您自己的基因勤勞工作！

只是，植物的種類很多，要用什麼比例及種類組合效果最好？這就需要生物技術的科學性測試才會準確了。當然，透過檢測基因的表現量就會一目了然，有無致癌性、有無毒素、有無功效，科學驗證不可或缺。

由人群的大數據來看，台灣人的飲食中仍然吃不夠植化素，中年人凸肚比例高，也因此造就老年化的社會提早到來，使得中風、失智症、代謝症候群、癌症的人口比例不斷攀升，尤其是中年男性，需要儘早實施植化素抗老化食療了，及早開始，及早預防！只要三管齊下：控制食物總熱量、定期運動、多吃抗氧化植化素，就可以輕鬆降三高、消凸肚。

貓頭鷹博士希望大家都能有植化素保健的概念，讓你輕輕鬆鬆健康抗老！

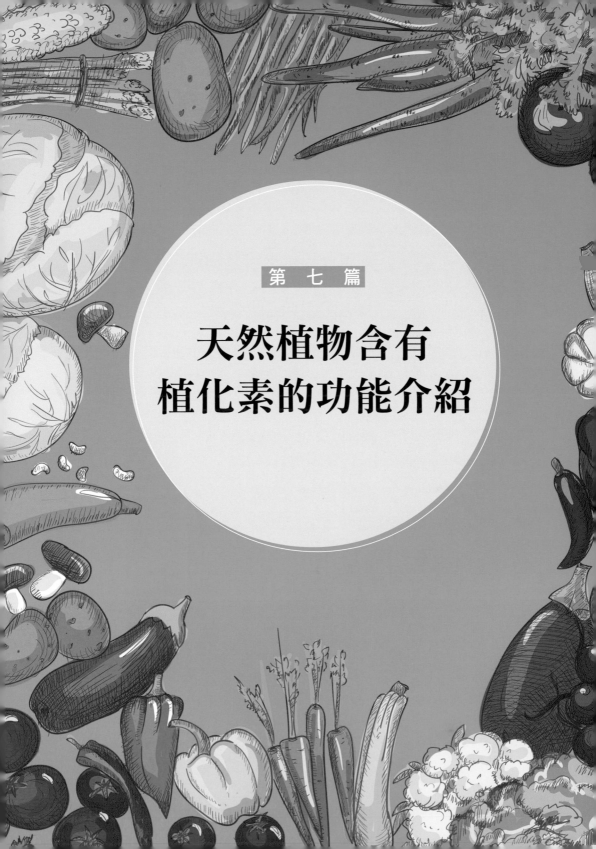

第 七 篇

天然植物含有
植化素的功能介紹

凸肚一哥：

植化素的分子結構到底是什麼？

 貓頭鷹博士：

植化素來自於蔬果，它的英文名稱是Phytochemicals，是近年才被發現的一種天然化合物質，屬於天然食物的色素，植物要存活於大地中，要有保護自己的色素，可以避免紫外線殺傷力的破壞，植物因含有不同顏色的色素，所以可對抗陽光的氧化作用。植化素也是植物中苦澀味道的來源，它可以保護植物不受紫外線的傷害，因此大多存在於蔬菜及水果的外皮，烹飪過程中有時會造成氧化而破壞。

植化素能對抗濾過性病毒、細菌和真菌等的侵害，以及對抗強烈紫外線的氧化性傷害，是植物存在於大自然中的自我保護機制。人體無法製造它們，必須透過食物攝取來獲得。

近年來科學家發現，這些五顏六色的植化素，在人體食用後，不僅可以抗氧化，消除自由基，有些還具有抗發炎、抗癌、增強免疫系統等功效，還能輔助其他維生素發揮有效的生理機能，成為當今炙手可熱的營養來源，身價可說不同凡響。

目前被研究較多的植化素有：兒茶素、綠原酸、異黃酮、花青素、可可多酚、薑黃素、檸檬黃素、槲皮素與芸香甘等

等，共同特徵在於具有非常好的抗氧化作用，能保護身體不受活性氧傷害，並防止細胞老化，甚至可預防各種疾病和失智症。

舉例來說：大豆中的大豆異黃酮（Isoflavones）、番茄的茄紅素（Lycopene）、甘藍菜和綠花椰菜裡的吲哚（Indoles），以及綠茶中的兒茶素（Catechins）、藍莓和葡萄中的花青素（Anthocyanidine）、胡蘿蔔中的胡蘿蔔素（β-Carotene）、玉米黃素（Zeaxanthin）、蝦紅素（Astaxanthin）、多酚類（Polyphenol）；菠菜中因為有葉綠素（Chlorophyll）和葉黃素（Lutein），故顏色翠綠；大蒜中含有蒜素（Allicin），所以呈現白色，而大蒜、韭菜中的嗆鼻氣味就是蒜素所致，臨床實驗證實，蒜素可維持巨噬細胞的活性、增加殺病菌能力及促進淋巴細胞增生，可做為有效的免疫調節物質，並可避免腹部脂肪的堆積，同時活化肝臟中的解毒酵素。

每天生吃20顆（約155g）聖女番茄，即可獲得一天所需要的茄紅素，當體內茄紅素足夠，運動時所燃燒的脂肪會較攝取不足的人增加30％，強力促進脂肪代謝。洋蔥裡所含的多種硫化合物能抑制血小板凝結，幫助血流更順暢，並且能消除體內自由基、降低血脂，增加身體中好的膽固醇（HDL），預防動

脈硬化，更重要的是，能夠促進脂肪的代謝。富含葉酸的香菜可以生成新細胞與幫助細胞修復，行政院衛生福利部也指出，當飲食葉酸攝取量高及血漿葉酸濃度高時，可降低罹患癌症的風險。而檸檬中可能含有一種能夠「預防脂肪肝」的成分，維生素C及檸檬素，可以遏止人體肝臟細胞中的脂肪蓄積。

　　這些都是具有人體生理機能的植化素分子結構，許多具有抗氧化力的植化素，正好是來自於膳食纖維較多的非高升糖食物，像是：糙米、地瓜、小米、玉米、紅藜、大麥、蕎麥、馬鈴薯、薏仁等粗糧類；綠色蔬菜、山苦瓜、紅蘿蔔，洋蔥、蒜頭、薑、薑黃、洛神花萼等菜類；大豆、黑豆、紅豆、綠豆等豆類；番茄、鳳梨、芭樂、柑橘、奇異果、蘋果等水果類。蔬果食物含有相當多具抗氧化力的植化素，可以有效去除血液中的不同毒素，記得要多吃哦！

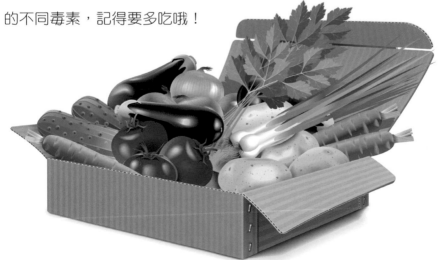

凸肚一哥：

　　不同顏色的蔬果含有哪些功效的植化素？缺乏的話，體型與生理症狀可以看得出來嗎？

 貓頭鷹博士：

　　我建議每日要多攝取植化素，原因在於綠、黃、紅、白、黑顏色的蔬果，含有不同抗氧化功能的植化素，可以排除血液中不同的自由基，包括：脂化自由基、糖化自由基、蛋白質氧化羰基等毒素。

　　每日要攝取不同顏色的蔬菜，加起來至少2碗，另外粗糧1碗（取代米飯麵食），因為這些食物不僅含有綠、黃、紅、白、黑等顏色的植化素，還含有高量的纖維素，這對於清除腸胃道毒素也是非常重要的。每日要排便順暢，才可以避免血液回吸更多的自由基毒素。

　　以下將不同顏色的植化素大致說明一下：

■綠色植化素

　　功能：保健肝、預防大腸癌；ADRB3（內臟脂肪代謝基因）不生鏽，亮晶晶、工作效率佳。

　　食物來源：地瓜葉、菠菜、芥蘭、綠茶、芭樂、檸檬皮、

綠色花椰菜、山苦瓜、奇異果、芥藍菜、秋葵、絲瓜、水蓮菜、萵苣、韭菜、龍葵、綠豆等，含有大量葉綠素、葉酸、維生素C等等。

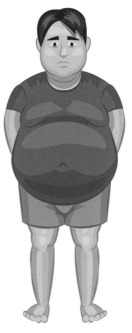

蘋果脂質型

　　缺乏綠色植化素的人，如果又吃很多肉類、油炸食物時，容易呈現蘋果的凸肚體型，我把它稱為：蘋果脂質體型，尤其以過了35歲的男人居多。他們的生理現象是：血脂偏高，容易有脂肪肝、動脈粥狀硬化、高血壓、高血糖等。有人會說：我有吃青菜啊？怎麼會有這些症狀？那是因為吃的分量不夠，或是蔬果經高溫烹煮後破壞了植化素的功能，所以沒有出現效果。

■黃色植化素

　　功能：保健胃、胰臟、眼睛、提高免疫力；ADRB2（內臟醣類代謝基因）不生鏽，亮晶晶、工作效率佳。

　　食物來源：白玉苦瓜、黃豆、瓜拿納、地瓜、鳳梨、香蕉、玉米、南瓜、木瓜、芒果、柿子等，含有大量苦瓜素、葉黃素、胡蘿蔔素、類黃酮素等等。

有一項針對65～75歲老年人進行的研究，結果顯示，血中葉黃素濃度較高的受試者，在智力測試中的表現較佳，回溯舊有知識與經驗的能力較好，表明葉黃素可以幫助維護智力。研究員表示，飲食中的葉黃素可能發揮了抗發炎的作用，或是幫助腦部細胞之間的訊息傳遞，因此認為葉黃素可以保護大腦，減緩認知能力衰退。此外，葉黃素還能保護眼睛的黃斑部，有研究發現，葉黃素有助於預防與年齡相關的黃斑部病變，而這也是現代人視力喪失的主要原因。

另外，高麗菜對胃部的保健也有一定的功效。高麗菜被稱為「天然的腸胃藥」，能夠健胃，改善胃痛，重整腸胃狀態，也對胸口的異物不適感有幫助。高麗菜含有維生素U，是腸胃藥的成分。高麗菜還含有豐富的維生素C、膳食纖維，有助排便、維持肌膚健康、美肌抗氧化；同時，它還具有能幫助凝血作用的維生素K，可快速促進傷口癒合，以及維持骨骼、牙齒健康的鈣，對於緩和緊張情緒也有效果。

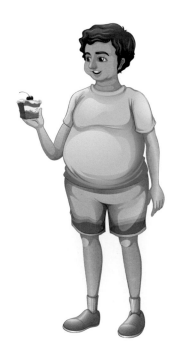

蘋果醣類型

缺乏黃色植化素的人，如果又吃過

多澱粉、麵食、飲酒及甜食時，容易呈現蘋果狀的凸肚體型，我把它稱為：蘋果醣類體型，這類體型也是以過了35歲的男人居多，其生理現象是容易出現胰臟老化，長期糖類代謝途徑趨於緩慢，一旦內臟脂肪超過10%，就容易形成高血糖、動脈粥狀硬化、高血壓等等。

■紅色植化素

功能：保健心血管、補血、預防癌症及泌尿道感染；GNB3（抑制脂肪合成基因）不生鏽，亮晶晶、工作效率佳。

食物來源：洛神花萼、山楂、蔓越莓、紅蘿蔔、紅景天、紅椒、辣椒素、番茄、西瓜、紅色火龍果、紅洋蔥、枸杞、紅棗、紅豆、草莓等，尤其是洛神花萼、山楂等有機酸的紅色植化素，當每日攝取6公克的濃縮植化素中有30%是屬於此類時，再搭配血脂可以快速下降，約1個月可以快速降低血中三酸甘油酯含量至正常值，約3個月可以降低血中LDL含量至正常值。

紅色植化素缺乏的人，能量代謝會非常

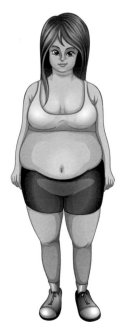

甜甜圈型

111

緩慢，內臟脂肪及皮下脂肪容易快速堆積，如果不控制熱量，長期堆積全身性脂肪，並且肌肉鬆軟，外觀則呈現像米其林寶寶的甜甜圈鬆軟體型，油脂也會堆積在血管中造成動脈粥狀硬化，甚至包裹到心臟，成為心血管疾病與腦中風的高危險群。

■白色植化素

功能：保健肺、腦；UCPs（粒線體基因）不生鏽，亮晶晶、工作效率佳。

食物來源：白花椰菜、馬鈴薯、山藥、白蘿蔔、白木耳、蓮子、藕、梨、洋蔥、蒜頭、百合、白蔘、西洋蔘、堅果類、椰子油等。

這些植化素比較能啟動粒線體的動能，增加細胞的工作量及存活能力。例如：大蒜有抗腫瘤的效果，尤其大蒜油含有促進腦部血流的有效成分「大蒜烯」（ajoene），大蒜烯不但能抗菌，醫學研究還發現它具有抗氧化、消炎、降血壓、減少血中膽固醇，維持血脂蛋白平衡、防治動脈硬化的效果，以及抑制血液凝集的功效，因此對於動脈硬化及心臟疾病有很好的預防效果。而各種堅果中都富含不飽和脂肪酸和維生素E，有助於粒線體維持、端粒活化，對保健肺、腦部有一定幫助。

所以，長期曝露在空氣品質差的環境中，例如：PM2.5粉

塵、燙染藥水、油漆料、重油排放廢氣等等，肺部容易累積毒素，造成肺部慢性發炎；美國已有科學研究證實：空污也是失智症的一大凶手，因為微粒跑到腦細胞去，產生慢性腫脹的發炎而引起失智症。另外，腦部組織粒線體的動能引擎，也是腦部細胞重要的核心，如果粒線體功能不好，神經細胞趨於退化，即容易引起阿茲海默失智症的發生。因此，多補充白色植化素，有助於增加肺部及腦部組織粒線體的功能，加強排毒與抗發炎作用。

　　缺乏白色植化素的人，粒線體轉化能量速度會趨於緩慢。如果不定期運動，則下半身的皮下脂肪容易堆積，外觀呈現為西洋梨體型。若長期缺乏白色植化素，再加上三高的產生，則肺部及腦部會出現快速老化的現象，尤其好發在更年期的女性，一旦又有肥胖及糖尿病的症狀時，會更加提高罹患阿茲海默失智症的風險。

　　其實，西洋梨型的體型以女性占大多數，只要維持運動及內臟脂肪率在6%以下，並適當補充白色植化

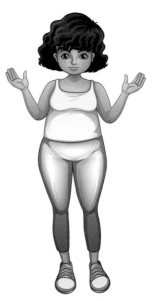

西洋梨型

素，體態可以是非常健美的，且可降低潛在疾病的風險。雖然皮下脂肪會比較容易堆積在下半身，但皮下脂肪比較不影響三高風險，而要減皮下脂肪必須靠運動，有氧運動加上無氧運動，效果才會顯著，若單靠控制熱量及植化素來減下半身的皮下脂肪，效果通常有限。

女性過了45歲，西洋梨體型有逐漸轉變成蘋果型凸肚的趨勢，這是因為雌激素下降，造成皮下脂肪轉移到內臟脂肪堆積之故。

■黑色植化素

功能：保健腎臟、水腫與缺鐵性貧血；PPARs（脂肪代謝基因）不生鏽，亮晶晶、工作效率佳。

食物來源：黑木耳、黑香菇、黑豆、黑米、肉蓯蓉、黑芝麻、海帶、紫菜、藍莓、黑棗等，尤其是黑木耳富含膳食纖維、多醣體，能降低體內壞的膽固醇及飽和脂肪酸，預防血栓產生，穩定血糖值，促進腸道蠕動，快速排出體內代謝所產生之廢物毒素，降低腸道癌變風險，並提高機體免疫功能；所含果膠能吸水膨脹，產生飽足感，達到減少攝食、管理體重的效果，還可增加皮膚保水度，發揮養顏美容效果。黑木耳並含抗凝血物質，可降低心血管疾病罹患率，便祕者也很適合食用。

缺乏黑色植化素的人，PPARs系列的基因：掌管脂肪合成與分解、水分代謝的途徑，速度會變得緩慢。因此，當吃太鹹、太油膩時，生理會呈現水腫的現象，尤其出現在眼泡及下肢。如果保養得宜，身體健康情況表現好，身體外觀呈現水滴型。如果長期不控制熱量、吃太鹹、植化素攝取不足的情況太久，就會形成上腹部水腫型；一旦過了45歲，就很容易轉變為甜甜圈體型，導致身體健康惡化，不僅易發生三高，而且心肌梗塞、腦中風、腎臟發炎、甲狀腺機能減退、子宮肌瘤等症狀也較容易發生。

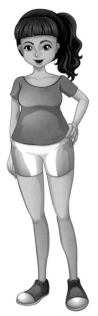

水滴型

綜合言之，雖然不同體質需要加強的植化素不一樣，但每個人對於每一種植化素仍然都要有基本的需求量。因此，建議每個人每日需要選擇多樣化的植化素，至少需要攝取4種顏色。不能只選擇吃自己喜歡的食物，有的人不喜歡吃綠色蔬菜，只吃高麗菜，有的人不喜歡吃黑木耳，有的人不喜歡吃紅蘿蔔，有的人不喜歡吃洋蔥等等，挑食就是不健康的習慣。每日植化素種類愈多，保健效果愈好。

凸肚一哥：

如何加工處理才能獲得最有效的植化素呢？

 貓頭鷹博士：

不一定。

由於有些植化素是怕光或是怕熱，食物經過烹煮後會被破壞掉，所以必須是低溫製程；或是經過發酵後，吸收效果會更好。但有些植化素，像是茄紅素，反而是經過加壓、加熱，讓長鏈切斷後才有抗氧化效果。

花椰菜的營養在最粗的菜莖表皮裡面，但食用時都切除掉，真是可惜！而綠色花椰菜怕熱，高溫烹煮後會損失一大半的植化素，所以生吃綠色花椰菜最好。另外，高麗菜切絲後生吃，可釋放出較高的蘿蔔硫素（強力抗氧化物），高溫烹煮也是影響營養成分流失的關鍵。高麗菜富含異硫氰酸鹽（isothiocyanate）和蘿蔔硫素（surforaphane）等強力抗氧化物，可以增強體內酵素系統的解毒能力，生吃高麗菜絲有助於釋放營養素。因此，高溫烹煮某些青菜容易讓水性營養素流失，如果真要汆燙，水不要加太多，建議加一點油和水拌煮炒過，盛盤時避免湯汁，以減少吃進農藥及硝酸鹽的機會。

還有像蘋果的植物生化素存在於果皮下、蘋果心和種子

內，這些部位通常在吃蘋果時會習慣將其切除，所以就算我們吃再多的蘋果果肉，也吃不到蘋果的植化素。而紅葡萄的植化素大量存在於葡萄皮與葡萄籽；橘子、柚子、檸檬等水果有相當棒的抗癌、抗氧化植化素存在果皮內，這些都需要低溫加工萃取出來才能吃得到。所以，不同的蔬果必須經過不同的特殊處理，才能得到有效的植化素成分。

另外，有些植物經過微生物發酵後，產生許多植化素的代謝產物，這些物質對人體的吸收率或抗氧化、抗癌功效更好，目前已有科學數據顯示，酵母菌、乳酸菌等的發酵物確實會產生更好的功效。放眼全世界，長壽地區的人類飲食多富含發酵食品，例如：酸奶、乳酪、豆類發酵食品、米麴、紅酒、糖醇等，都有益健康。

植物經過發酵後可產生一些代謝產物，其功效說明如下：

1.乳酸： 促進角質代謝劑，可減少黑色素沉積，並可增加膠原蛋白量。

2.類黃酮： 米糠發酵後，類黃酮是未發酵的15倍。白藜蘆醇及大豆發酵後的類黃酮，可抑制酪氨酸酶活性，減少黑色素生成。

3.抗氧化物： 發酵後增加細胞內谷胱甘肽（Glutathione, GSH）的含量，減少黑色素生成。

117

4.新型黑色素生成抑制劑：如Byelyankacin，是由腸桿菌屬 Enterobacter sp. B20發酵而來；以及Albocycline K2及K3，是由鏈黴菌Streptomyces sp. OH-3984發酵而來，兩者均可抑制黑色素生成。

植物經過發酵後，再進行低溫萃取濃縮，可有效提高其吸收與抗氧化、抗癌力。如果從天然食物中補充的植化素不足時，可以攝取萃取濃縮的植化素發酵物，每日約6公克，可以取代未萃取蔬果的160公克乾物重。

因為每天必須要吃不同顏色的植化素，才足以代謝掉全身血液的毒素。但忙碌的外食族，僅僅靠三餐飲食是不容易足夠的，通常要額外補充萃取濃縮的營養補充品，所以目前有許多保健食品針對此需求加以開發。但選購時要注意植物食材的種植環境與方法，不要有農藥殘留及工業廢棄物汙染的土壤水質，因為如果將這些毒素吃進身體，則大大減少植化素保健的效果，反而適得其反。

我非常推薦台灣東部種植的有機作物，擁有雪山山脈、中央山脈的純淨灌溉用水，空氣及土壤也較少重金屬、戴奧辛等污染，這樣的環境種植出來的植物，再加工萃取的植化素，才會有健康、安全的保障。我們要珍惜這塊難得的淨土，可以獲得這麼珍貴的天然植化素。

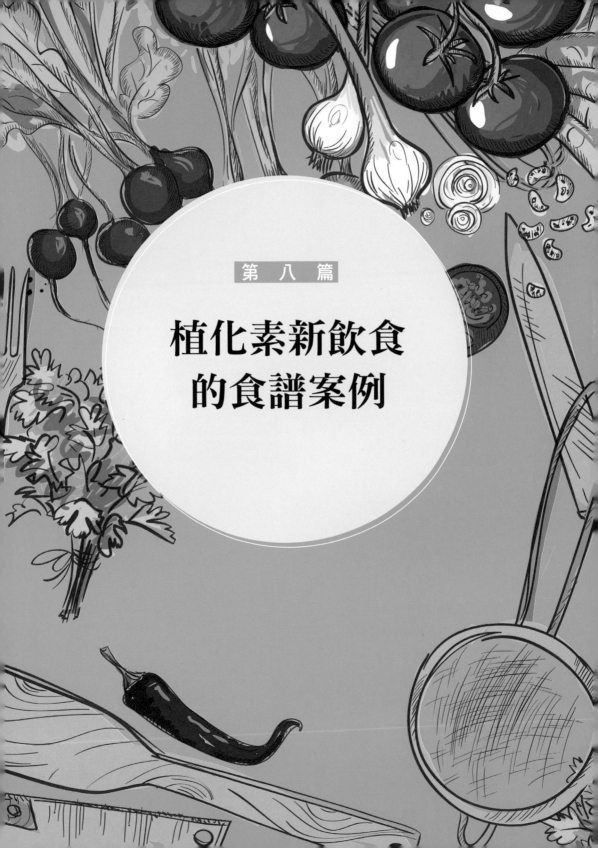

第 八 篇

植化素新飲食
的食譜案例

凸肚一哥：

　　我自己使用了濃縮的植化素，每日6公克，分三餐飯前吃。飲食上，我自己煮便當，不油炸、煮菜不勾芡，每日喝水2000ml，總熱量控制在1800大卡，我每星期上兩次健身房，現在我變成了精實一哥，人人叫我小鮮肉，好高興！

| 體重77kg |
| 腰圍34吋 |
| 體脂肪24 % |
| 內臟脂肪7% |

3個月後 →

| 體重71kg |
| 腰圍30吋 |
| 體脂肪20 % |
| 內臟脂肪5% |

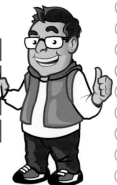

植化素簡易食譜

🍽 早餐

🍴 濃縮植化素2公克（空腹喝）+地瓜3條+雞蛋+無糖豆漿1瓶

🍴 **10：00 am點心時間**：香蕉1根

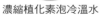

濃縮植化素泡冷溫水

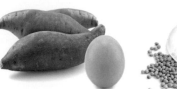

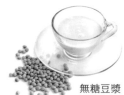

無糖豆漿

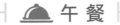

午餐

- 🍴 濃縮植化素2公克（飯前1杯）+四色青菜（吃到飽）+炒蛋1顆+雞胸肉+豬肉+糙米飯半碗
- 🍴 飯後走路10分鐘

🍴 **3：00 pm點心時間：**
堅果10粒+無糖優酪乳1瓶

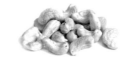
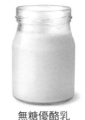

無糖優酪乳

濃縮植化素泡冷溫水

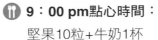

晚餐

- 🍴 濃縮植化素2公克（飯前1杯）+四色青菜（吃到飽）+鮭魚1大片+豆腐1塊+糙米飯半碗
- 🍴 飯後走路20分鐘

🍴 **8：00 pm點心時間：**橘子1顆

🍴 **9：00 pm點心時間：**
堅果10粒+牛奶1杯

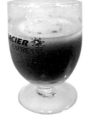
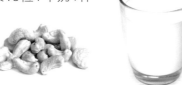
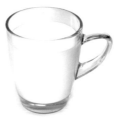

濃縮植化素泡冷溫水

案 例

Dr. Wu

食用前

體重93kg,腰圍42吋

加強植化素三個月後:

體重91kg,腰圍37吋(繼續努力)。

體重減了2kg,腰圍瘦了5吋,三酸甘油酯也降了。

植化素讓你跟凸肚肚説Bye-Bye,重點不在體重,在腰圍,在降血脂。

健康三大法則:

1.控制熱量,2.定期運動,3.補充抗氧化植化素

服用植化素改善血糖值

性別	年齡	長期服用糖尿病藥物	未服用植化素前之飯後兩小時血糖值	服用6克植化素後之飯後兩小時血糖值
呂先生	62	無	2016/8/5 **176**	2016/9/5 **137**
鄭女士	65	有	2016/8/5 **292**	2016/8/30 **184**

正常人<140mg/dL 糖尿病患>200 mg/dL

案例

服用植化素1個月提升胰臟復原力44%

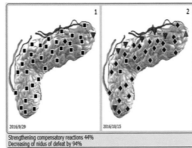

Strengthening compensatory reactions 44%
Decreasing of nidus of defeat by 94%
2016/9/29 3新消化系統 胰臟，前視圖PANCREAS, front view

陳先生52歲

內臟脂肪15%，
阿茲海默失智症風險值1

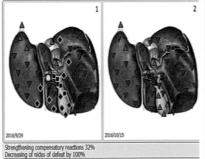

Strengthening compensatory reactions 32%
Decreasing of nidus of defeat by 100%
2016/9/29 2肝消化系統 肝臟後視LIVER; back view

改善肝臟老化32%

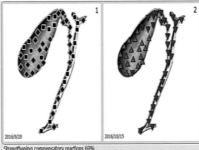

Strengthening compensatory reactions 69%
Decreasing of nidus of defeat by 100%
2016/9/29 2肝消化系統 膽囊GALL BLADDER

改善膽囊老化69%
膽結石改善補充有機酸

案 例

服用植化素1.5個月提升胰臟復原力54％

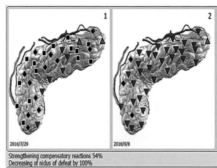

Dr.謝 35歲

內臟脂肪9％

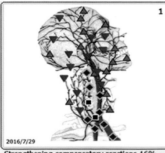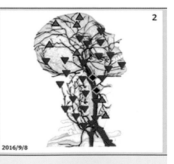

植化素改善動脈硬化16％

天然植化素最大特色

1.酵母發酵： 植化素二次代謝物，小分子更加強抗氧化能力。

2.低溫迴流萃取技術： 保留植物所有抗氧化成分不被高溫破壞。

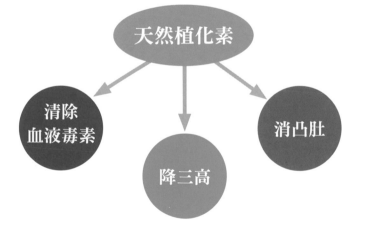

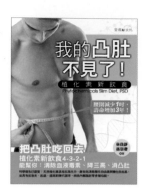

國家圖書館出版品預行編目資料

我的凸肚不見了!：植化素新飲食 / 林佳靜, 孫崇發著.
-- 初版. -- 新北市：金塊文化, 2017.04
126面；17 x 22.5 公分. -- (實用生活；33)
ISBN 978-986-94622-0-4(平裝)

1.減重 2.健康飲食

411.94　　106004218

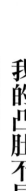

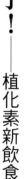

實用生活33

我的凸肚不見了！——植化素新飲食

金塊 文化

作　　　者：林佳靜、孫崇發
發　行　人：王志強
總　編　輯：余素珠
美 術 編 輯：JOHN平面設計工作室

出　版　社：金塊文化事業有限公司
地　　　址：新北市新莊區立信三街35巷2號12樓
電　　　話：02-2276-8940
傳　　　真：02-2276-3425
E - m a i l：nuggetsculture@yahoo.com.tw

匯 款 銀 行：上海商業銀行 新莊分行（總行代號 011）
匯 款 帳 號：25102000028053
戶　　　名：金塊文化事業有限公司

總 經 銷：商流文化事業有限公司
電　　　話：02-55799575
印　　　刷：大亞彩色印刷
初 版 一 刷：2017年4月
定　　　價：新台幣270元